KB142056

아픈 사람의
99%는

목이
뭉쳐 있다

"바로 앉아라!"는 말만 듣고 사는 산하, 현하
그리고 참 좋은 사람 情이에게
이 책을 드립니다.
— 백정흠

아픈 사람의 99%는

목이 뭉쳐 있다

백정흠 · 이동관 지음

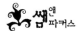

목을 풀면 뇌가 온몸을 치료한다

30대 초반의 여성 A씨는 교통사고 후유증으로 소화불량, 불안장애, 두통, 이명, 우울증에 시달리고 있었습니다. 안 가본 병원이 없고, 안 해본 치료가 없다고 했습니다. 무자격자에게 고가의 부항치료를 받았다고 하니 그 간절함이 짐작됐습니다. 긴 시간, 많은 비용을 들여도 병이 낫지 않다가, 지인의 소개를 받고 저를 찾아왔습니다.

맥이 힘이 없는 것 외에는 특별한 이상이 없었습니다. 가장 불편한 증상은 두통과 이명인데, 그로 인해 잠을 자지 못한다고 했습니다. 평생 이대로 살지 모른다는 불안감에 신경정신과 약을 먹고 있었습니다. 그동안 치료비를 많이 써서 한약은 부담스럽고, 침이나 맞겠다고 했습니다.

침이 전혀 효과를 보이지 않은 채 몇 주가 지났습니다. A씨가 슬슬 불평하기 시작합니다. 인내심을 가지고 계속 치료해보자고 했습니다. 하루는 목이 아프다고 하기에, 유독 굳은 곳을 꼼꼼하게 풀어주었습니다. 그다음 날 아침 일찍 A씨는 어제와 똑같이 치료해달라고 달려왔습니다. 평소와 다르게 잠을 잘 잤고, 기분이 훨씬 나아졌다고.

그날 이후로 저는 A씨의 목을 집중해서 풀었습니다. 틀어진 목뼈를 바로잡고, 굳은 근육들을 더욱 세심하게 풀었습니다. 얼마 안 가 A씨는 정신과 약을 끊게 되고, 끝까지 그녀를 고생시켰던 소화불량도 한약을 먹고 좋아졌습니다. 지금은 기적처럼 건강한 상태로 직장에 복귀했습니다.

A씨를 비롯한 수많은 환자들을 치료하면서, 제게는 믿음이 생겼습니다. 아픈 사람의 99%는 목이 굳어 있고, 목을 풀면 잘 낫지 않는 병들이 쉽게 낫는다는 것입니다. 허리가 아프든, 머리가 아프든, 잠을 못 자든, 우울증이든, 발목이 삐는 경우조차 목이 굳어 있습니다. 병이 깊은 환자들은 거의 예외 없이 거북목이나 일

자목 상태고, 등이 굽어 있으며, 골반이 비틀어져 있고, 다리 길이가 서로 다르고, 소화 기능이 저하되어 있습니다.

그중에서도 머리뼈와 목뼈를 연결하는 두경관절, 즉 후두환추관절의 첫 번째 목뼈가 왼쪽으로 돌아가 있습니다. 그리고 오른쪽 다리가 짧고, 골반이 비틀어져 있습니다. 구조적인 문제를 해결하더라도, 증상의 개선이 더딘 경우가 있습니다. 세상에 똑같은 사람이 없듯이, 체질, 체형, 증상이 천차만별이기 때문입니다. 이때는 환자의 상태를 8가지 유형으로 나누어, 그에 따른 치료법과 한약으로 깨끗이 완치할 수 있습니다. 어떻게 이런 일이 가능할까요?

목은 '뇌의 일부'이자 '자율신경을 조절하는 중추'입니다. 그런데 장시간 고개 숙인 자세, 스트레스, 교통사고로 인한 외상으로 우리의 목은 손상되어 있습니다. 사소해 보이는 목 손상도 제대로 치료하지 않으면 몸에 이상 증세가 나타납니다. 목이 뭉치면 목과 어깨에 긴장과 통증을 유발하고, 두통, 어지럼증, 불면, 공황장애, 틱장애, 갱년기증후군, 과민성 대장증후군, 우울증 등 많은 질환을 유발합니다. 심한 경우 자살 충동까지 생기게 합니다.

인체의 신비는 빙산의 일부와도 같아서 모르는 것이 아는 것보다 훨씬 많습니다. 모른다고, 눈에 보이지 않는다고 해서 눈에 보이는 것만 가지고 설명해서는 안 되며, 비이성적으로 접근해서도 안 됩니다. 목이라는 치료 가능한 부분으로, 설명되지 않는 증상들을 진단하고 치료하는 것이 최선의 길이라 생각합니다. 치료되지 않을 것 같았던 수많은 질병이 '목풀이'로 치료된 사례들이 그 증거입니다. 오랜 시간 고통에 시달리게 한 증상들이 일순간에 사라져 허망할 정도로, 목풀이 치료율은 매우 높습니다. '호전율'이 아니라 '치료율'입니다.

　내 목이 혹사당하고 있는데도 그 비명을 듣지 못하고, 점차 병들어가는 상황은 참 안타깝습니다. 저는 비뚤어져 있는 체형을 바로잡고, 약해진 장부 기능을 튼튼하게 한다는 2가지 원칙을 고수하며, 십 수만 명의 환자를 치료했습니다. 아픈 곳을 찾아서 풀면 통증이 사라지고 건강을 회복하는 기적 같은 일을 매일 지켜보고 있습니다. 위대한 변화를 이끄는 작은 출발 목풀이, 그 치료의 원리와 셀프 케어법에 대해 알려드리겠습니다.

　　　　　　　　　　　　　　　　　　　　　　백정흠, 이동관

하루에 1분만 시간을 내어
자리에서 일어나 몸을 바로 펴세요.
항문에 힘을 주고, 허리를 세우고
가슴을 쫙 펴세요.

누군가 위에서 머리를 당긴다는 느낌으로
몸을 쭉 펴고, 가볍게 이완시켜봅시다.

혀를 입천장에 대고 숨을 깊이 쉬면서
바라는 바를 나직한 목소리로 말해보세요.
생명의 기운으로 온몸이 가득 채워지고
우리 몸은 평안해집니다.

목 뭉침을 해소하면
건강을 회복하는 길이 열립니다.
변화는 아주 작은 것에서 시작됩니다.

목을 풀면 좋아지는 질환들

목풀이로 '당연히' 좋아지는 질환 10가지

1. 목과 어깨의 뭉침, 결림, 통증

2. 목디스크, 일자목, 거북목, 굽은 등, 사경(斜頸)

3. 기능성 척추측만증, 만성 요통, 골반통

4. 안면비대칭

5. 턱관절 장애

6. 오십견

7. 손 저림, 흉곽출구증후군

8. 테니스엘보, 골프엘보

9. 교통사고 후유증(채찍질증후군)

10. VDT증후군

목풀이로 '의외로' 좋아지는 질환 21가지

1. 긴장성 두통, 일부 편두통

2. 어지럼증(목 근육성), 미주신경성 실신

3. 불면증

4. 자율신경실조증(심장박동 항진, 호흡곤란, 가슴 답답함, 입 마름 등)

5. 기능성 소화불량(역류성 식도염, 과민성 대장증후군, 염증성 장 질환)

6. 공황장애, 불안장애

7. 틱장애

8. ADHD(주의력결핍 과잉행동장애), 학습장애, 난독증

9. 우울증

10. 갱년기증후군

11. 만성피로증후군

12. 안구건조, 안구피로, 시력저하

13. 신경성 고혈압

14. 이명, 만성 중이염, 메니엘씨증후군

15. 민감성 피부, 알레르기

16. 눈꺼풀 떨림, 안면경련, 체머리(요두증)

17. 수족다한증

18. 기능성 식도연하장해(매핵기)

19. 기관지천식, 만성 부비동염

20. 류머티즘

21. 간질

목을 풀어야 만병이 풀린다

3부 하루 10분만 목을 풀어라!

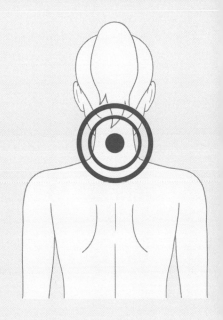

목, 어디를 풀어야 할까?

· 목은 목, 머리, 어깨, 팔, 등 일부를 포함한 부위를 말합니다.

· 이 책에서 '목 뭉침'은 목뼈가 틀어지고 목 근육이 굳어져 발생
하는 전신 증상을 말합니다. 환자들이 호소하는 목이 뻣뻣하
고, 아프고, 뻐근하고, 당기는 등의 단순 통증과 동반하여 전
신에 나타나는 다양한 증상을 통칭합니다. '목을 푼다.'는 것은
침, 약침, 수기(도수)치료, 한약치료 등으로 굳은 목 근육을 이
완하고, 목뼈를 바로잡고, 그것이 오랫동안 유지되도록 골반
과 전신의 불균형을 바로잡고, 내장 기능을 정상화하는 것을
말합니다.

· 책에서 정의하는 '두경부신경근증후군 Cranio Cervical Neuro Mus-
cular Syndrome'은 목 뭉침으로 나타나는 질환군을 가리킵니다.
동경뇌신경센터장 마쓰이 타카요시松井 孝嘉가 주장한 경성신경

근증후군頸性神経筋症候群, 경추1번아탈구증상C1 Subluxation, 바레리증후군Barré-Lieou syndrome, 두경부증후군CervicoCranial Syndrome, 거북목증후군Turtle Neck Syndrome, text neck syndrome, 일자목Forward Head Posture 등을 아우르는 개념에서 시작되었습니다. 여기에 저자가 임상에서의 경험을 더하고 발전시켜, 머리와 목 관절인 '두경관절'과의 연관성을 강조하여 두경부신경근증후군이라는 이름을 붙였습니다.

· 이 책은 누구나 손쉽게 할 수 있는 증상별 자가진단법과 해결책을 함께 제시합니다. 내 몸이 아플 때 바로바로 찾아보고 치료하는 데 주안점을 두고 있으므로, 원리와 이론은 비유를 들어 최대한 쉽게 설명합니다.

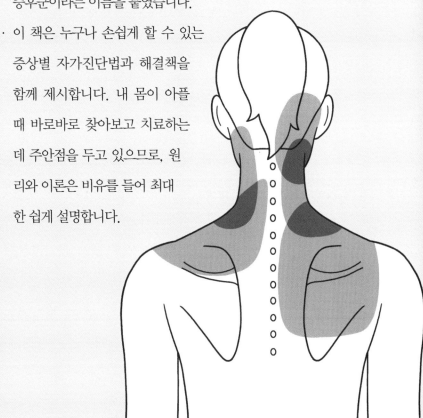

지금 당신의 목은 건강한가?

– 목 상태 자가진단표

　제가 임상에서 경험한 것을 바탕으로 만든 목 상태 자가진단표
입니다. 다음 문항들을 읽고 해당하는 항목이 몇 개인지 세어보
세요.

- 머리가 아프다. ☐
- 머릿속에 안개가 뿌옇게 낀 것 같다. ☐
- 뒷목이 아프다. ☐
- 뒷목이 뻣뻣하고 뭉쳐 있다. ☐
- 어깨가 뭉쳐 있다. ☐
- 감기에 잘 걸린다. ☐
- 원인을 알 수 없는 미열이 난다. ☐
- 어지럽거나 붕 뜬 기분이 든다. ☐

- 속이 더부룩하고 답답하다. ☐
- 변비가 있다. ☐
- 설사를 자주 한다. ☐
- 변비와 설사가 교대로 나타난다. ☐
- 쉽게 잠들지 못한다. ☐
- 자다가 깨는 경우가 많다. ☐
- 혈압이 불안정하다. ☐
- 손발이 차다. ☐
- 갑자기 추웠다, 더웠다 한다. ☐
- 몸이 어딘지 모르게 불안정한 느낌이다. ☐
- 긴장하면 손발에 땀이 난다. ☐
- 갑자기 심장이 두근거린다. ☐
- 눈이 쉽게 피로해진다. ☐
- 눈이 부시거나, 눈 뜨기가 힘들다. ☐

- 눈이 건조하거나, 눈물이 많이 난다. ☐
- 귀에서 소리가 나거나, 귀가 막힌 느낌이 든다. ☐
- 입이 자주 마르고, 침이 잘 생기지 않는다. ☐
- 목이 잘 쉬고, 목소리가 쉽게 잠긴다. ☐
- 입 안이 자주 헌다. ☐
- 목에 무언가 걸린 듯한 느낌이 든다. ☐
- 쉽게 지치고, 온몸이 나른하다. ☐
- 낮부터 졸리고, 자꾸 눕고 싶어진다. ☐
- 기분이 우울하다. ☐
- 매사에 의욕이 없고, 기력이 떨어진다. ☐
- 날씨 변화에 따라 몸 상태가 쉽게 영향을 받는다. ☐
- 가슴이 답답하다. ☐
- 집중하는 것이 힘들다. ☐
- 일이나 공부를 끈기 있게 하는 것이 어렵다. ☐

- 이유 없이 불안하다. ☐

- 민감성 피부로 살짝 긁어도 붉어진다. ☐

- 피부 알레르기가 있다. ☐

- 숨 쉬는 것이 힘들다. ☐

- 만성 요통으로 고생한다. ☐

- 얼굴이 비대칭이다. ☐

- 척추측만증이 있다. ☐

- 턱관절에서 소리가 난다. ☐

- 긴장하면 화장실을 바로 찾는다. ☐

- 눈꺼풀이 떨린다. ☐

- 온몸 여기저기가 아프다. ☐

- 기억력이 떨어진다. ☐

- 생각이 명확하게 진행되지 않는다. ☐

- 성욕이 없다. ☐

진단 결과

7개 이하 : 목에 특별한 문제가 없습니다.

고개 숙이는 자세를 오래 하지 않도록 주의하세요.

적절한 운동과 바른 자세를 유지하면 더욱 건강해질 수 있습니다.

8개~15개 : 목의 손상이 가벼운 정도입니다.

바로 내원할 정도는 아니지만, 건강관리에 주의해야 합니다.

약 70%가 여기에 해당합니다. 이대로 방치하면 목 손상이 진행

될 가능성이 높습니다. 잘못된 생활습관을 갖고 있지 않은지 살펴

봅니다.

16개~23개 : 목의 손상이 많이 진행되어 약간 위험합니다.

악화되지 않도록 치료가 필요합니다.

생활습관을 검토하고 바꿀 필요가 있습니다. 방치하면 증상이 악화되어, 여러 가지 질환으로 발전할 가능성이 높습니다. 목의 이상이 마음의 병이 되기 전에 틈틈이 목풀이 운동을 실천하세요.

24개~29개 : 목의 손상이 많이 악화되어 중증입니다.

가능한 한 빨리 치료 받아야 합니다.

목의 상태가 대단히 악화되어 있는 상태입니다. 이미 몸과 마음에 이상 증상이 나타났을 수 있습니다. 생활습관을 개선하여 더 악화되지 않도록 노력해야 합니다.

30개 이상 : 반드시 치료 받아야 합니다.

목 치료가 시급합니다. 심한 경우 자살 충동이 일어날 수 있습니다. 각별한 주의가 필요하며, 반드시 전문적인 치료를 받아야 합니다.

이 모든 것이
목 때문이라고
?

1부

몸에 이상을 느끼면 먼저 목을 의심해야 합니다.
목은 '뇌의 일부'이자 '자율신경을 조절하는 중추'이기 때문입니다.

1장

아픈 사람의 99%는
목이 뭉쳐 있다

십중팔구 목에 문제가 있는 이유

하루 중 얼마나 많은 시간을 고개를 숙이고 생활하시나요? 목에 지속적인 부담을 주면 여러 가지 증상이 나타나게 마련입니다. 미국의 척추외과 전문의 케네스 K. 한스라즈Kenneth K. Hansraj 박사는 목을 앞으로 숙일 때 목뼈에 얼마큼의 압력이 가해지는지 계산했습니다.

사람의 머리 무게는 약 5.5kg이고, 목을 숙이지 않았을 때 목뼈가 받는 하중도 이 정도입니다. 그러다 목을 15° 앞으로 숙이면 목뼈에 가해지는 무게가 2배 이상 늘어납니다. 거북목인 사람은 최고 15kg까지 목에 부하가 걸린다고 하니, 당연히 목과 어깨 부위가 결리고 아파옵니다.

안 그래도 아픈 목이 계속 뭉치는 근본적인 원인은 '직립보행' 때문입니다. 인간은 네 발로 걷는 침팬지와 비교하여 넘어지기 쉽고, 민첩한 행동이 불편하며, 달리는 속도가 느립니다. 또한 빈혈, 위하수, 허리디스크, 치질 등과 같은 다른 포유류에게 없는 병을 안고 살아갑니다.

하지만 직립보행은 다족 보행과 비교하여 매우 적은 에너지를 소비하므로, 장거리 이동에 적합합니다. 약 1km를 걸을 때 비스킷 1개 정도의 에너지가 소모된다고 합니다. 이로써 남는 에너지를 뇌에 사용하여 지능이 점점 높아졌습니다. 머리도 커졌겠지요. 큰 뇌를 사용하는 만큼 감수해야 할 문제가 또 생겼습니다. 바로 무거운 머리를 지탱하는 일입니다. 이것이 목이 중요한 이유입니다.

목은 인체 구조를 결정하는 열쇠!

아기가 태어나 제일 처음 하는 동작이 뒤집기입니다. 그다음 목을 가누기 시작하면서 목뼈에 2차 만곡이 생깁니다(1차 만곡은 엄마의 배 속에 있을 때 생깁니다). 기어 다니면서 어깨와 고관절에 힘

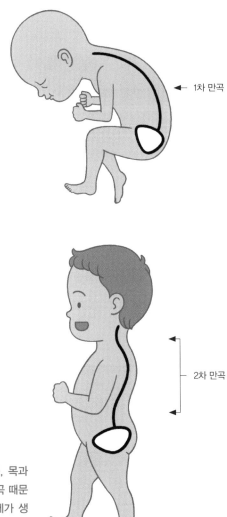

1차 만곡

2차 만곡

태아일 때 생기는 1차 만곡, 목과
허리가 앞으로 굽는 2차 만곡 때문
에 인체는 목과 허리에 문제가 생
길 수밖에 없습니다.

이 길러지고, 혼자 일어서 걷기 시작하면서 허리뼈에 2차 만곡이 생깁니다. 목과 골반이 먼저 안정되고 난 다음, 등허리가 안정되는 과정입니다. 즉, 태아일 때 생기는 1차 만곡, 목과 허리가 앞으로 굽는 2차 만곡 때문에 인체는 목과 허리에 문제가 생길 수밖에 없습니다.

그런데 현대인들은 앉아서 일하는 시간이 길어지면서 목을 점차 앞으로 빼게 됩니다. 이는 2차 만곡을 소실시켜 목을 일자목으로 변화시키는 원인이 됩니다. 일자목으로 인해 목 근육이 과도하게 긴장하게 되고, 근막통증증후군이 생겨 올바른 자세를 취하고 있음에도 통증이 계속되지요. 또한 목 부위의 혈관과 신경이 압박을 받아 여러 가지 증상들과 만성피로에 시달리게 되며, 심한 경우 우울증이 생기기도 합니다.

목은 뇌와 몸을 이어주는 우리 몸에서 가장 중요한 연결 부위입니다. 그런데 목이 뭉치고 목뼈가 틀어지면, 특히 두경관절이 비틀리면 심장에서 뇌로 가는 혈액의 흐름이 나빠져 뇌가 빈혈 상태에 놓입니다. 정상적으로 혈액이 공급되지 않으니 뇌가 제 기능을 못하게 되지요. 또 뇌에서 전신으로 신경을 전달하는 데 문제를 일으켜 온몸에 이상이 생깁니다. 그만큼 목은 우리 몸에서 핵심적인 부분이자, 인체의 구조를 결정하는 열쇠라고 할 수 있습니다.

"통증이 없으면 정상 아닌가요?"

우리는 일상생활에 지장을 주지 않으면, 몸이 건강하다고 생각합니다. 하지만 제가 만든 진단포인트인 SP Soma's Point를 눌러보면 기능이상이 있는 사람은 "악!" 하고 비명을 지릅니다. 그리고 굽어 있는 체형을 사진 찍어서 보여주면, 그제야 고개를 끄덕이며 몸 상태의 심각성을 깨닫습니다.

제가 임상에서 발견한 SP는 총 18군데입니다. 그중 눌러보기 쉬운 3군데를 알려드릴 테니, 다음 페이지의 천창혈, 견정혈, 전삼각근을 꾹 눌러보세요. 1군데라도 통증이 느껴진다면, 목에 이상이 있는 것입니다.

고혈압, 고혈당, 갱년기, 소화장애, 이석증 등의 병명을 진단 받은 사람들은 약물치료로 그때그때 상황을 모면합니다. 혈압이 올랐으니 혈압약, 혈당이 올랐으니 당뇨약, 잠이 안 올 때는 수면제, 갱년기 증상에는 호르몬제, 소화불량에는 소화제, 어지럼증에는 신경과 약을 먹습니다. 어디에서도 원인이 목에 있다고 말하지 않습니다. 목과 어깨가 돌처럼 굳어서 혈관과 신경을 압박하고 있는데도 말입니다.

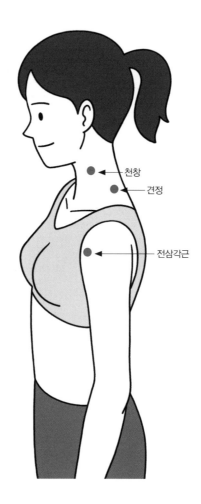

천창

견정

전삼각근

천창혈, 견정혈, 전삼각근을 꾹 눌러보세요. 1군데라도 통증이 느껴진다면, 목에
이상이 있는 것입니다.

상태가 만성으로 진행되면 통증이 차츰 줄어듭니다. 통증이 왜 줄어드느냐고요? 나아서가 아니라 익숙해졌기 때문입니다. 통증은 우리 몸이 보내는 위험 신호인데, 그 위험이 해결되지 않고 장기간 지속되다 보니 잠시 신호를 멈춘 것일 뿐입니다. 또 증상이 아주 서서히 진행되어 몸이 그것을 문제로 자각하지 못하는 것입니다.

치료를 받으면서 통증이 오히려 심해졌다고 호소하는 분들도 있습니다. 기력이 쇠약하여 치료를 위한 부드러운 자극도 견뎌내지 못하거나, 오랫동안 굳어 있던 근육이 서서히 풀리면서 증상이 나타나기도 합니다. 즉, 통각을 느끼는 감각수용체가 깨어난 것입니다. 치료 과정에서 처리해야 할 병리 산물들이 너무 많아져 그것을 대사하는 데 어려움을 겪는 상태이기도 합니다.

비로소 몸이 깨어나는 것입니다. 이것을 '명현반응'이라고 합니다. 제가 책을 쓰게 된 가장 중요한 이유이자 동기는 스스로 몸을 깨우기 위해서입니다. 쉽고 간단하게 내 몸을 진단하고, 진단한 대로 치료하면 나을 수 있고, 올바른 생활습관을 실천할 의지만 있으면 여기저기 병원을 전전하지 않아도 되니까요. 원인을 알 수 없는 통증으로 고생하는 분들을 만날 때마다 목이라는 가장 쉽고 체계적인 접근법을 알려주면 좋겠다고 생각했습니다.

'원인불명의 증상들'을 해결하는 목

많은 환자가 원인을 알 수 없는 증상들을 호소합니다. 아침에 일어났을 때 몸이 찌뿌둥하거나 피로감이 풀리지 않습니다. 병원에 가서 검사를 받아보면, 불행인지 다행인지 아무런 이상이 없다고 합니다. 건강기능식품을 먹거나 다른 병원을 가보겠다고 생각하는 사람도 있을 것입니다. 실제로 의료비의 많은 부분이 이런 이유로 지출되고 있습니다.

완전히 건강한 상태는 아니지만, 그렇다고 해서 질병 상태도 아닌 상태를 '미병未病'이라고 합니다. 가장 오래된 중국 의학서 《황제내경黃帝內經》에는 "좋은 의사는 이미 질병에 걸린 사람을 치료하기보다 미병 상태를 치료한다上工 治未病 不治已病."라는 문장으로 미병이 언급되어 있습니다.

최근 우리나라에서 미병 상태를 호소하는 사람들이 증가하고 있습니다. 2013년 한국갤럽과 한국한의학연구원에서 조사한 바에 따르면, 성인의 약 47%가 질병은 아니지만 피로, 불면, 소화불량 등의 증상을 호소하는 것으로 나타났습니다.

미병 상태에서 병원을 찾아가 문제를 해결하는 비율은 낮은 수준입니다. 가장 많은 사람이 호소했던 '피로'의 경우, 의료기관 방문율이 10.4%에 불과했습니다. 질병 상태를 객관적으로 평가하고, 일상생활에서 미병을 관리할 수 있는 환경이 만들어져야겠지요. 가까운 일본에서는 미병 관리 기술을 개발하고 있으며, 중국에서는 정부 주도로 미병치료센터를 운영하고 있습니다. 그렇다면 서양의학은 어떨까요? '미병'과 유사한 '불건강'이라는 개념이 있습니다.

MUS Medically Unexplained Symptoms, 즉 의학적으로 설명할 수 없는 증상이라고 하며, 부정호소증후군이라고 합니다. 병원에 가면 대부분 '신경성'이라는 진단을 받는 증상이지요. 두통에 시달리고, 목과 어깨는 항상 뭉쳐 있고, 허리가 아프고, 소화가 잘 안 되고, 잠을 잘 못 자는 증상들 말입니다. 이런 환자 분들은 멋쩍게 웃으며 제게 말합니다. "제 온몸이 종합병원이죠?"

단아한 체구에 한눈에 보아도 예민해 보이는 65세의 중년 여성이 저를 찾아왔습니다. 45세부터 급격히 몸이 나빠졌고, 폐경한 뒤로 상태가 훨씬 안 좋아졌다고 합니다. 머리가 아프고, 가끔씩 어지러운 정도였는데, 남편의 사업이 어려워지면서 부쩍 증상이 심해졌다고 합니다. 가슴이 두근거리고, 손발이 얼음장같이 차갑고, 소화불량에 시달렸습니다. 혈압약, 고지혈증약, 수면제, 소화제를 습관처럼 챙겨 먹은 지 5년이 되었다고요.

다리 길이가 서로 다르고, 골반이 비틀어져 있으며, 아랫배에 힘이 없었습니다. 명치 부위를 살짝만 눌러도 아프다고 했습니다. 특히 목에 근력이 없어 언뜻 만져보면 별로 뭉친 것 같지 않았지만, 꼼꼼하게 살펴보니 굳은 곳을 찾을 수 있었습니다. 저는 환자에게 확신을 주었습니다. "고쳐드릴게요!"

목풀이 치료 후 오랜만에 잠을 푹 잤다고 했습니다. 목뼈를 바로잡았다가도 다음 치료에 보면, 또 틀어져 있기 때문에 좋아하기엔 이릅니다. 3개월간 서서히 변화가 나타났습니다. 첫 달에 고지혈증약과 안정제를 끊었습니다. 2개월째 수면제와 혈압약을 줄이고, 3개월째 모든 약을 끊고 한약 처방과 목풀이 치료만 받았습니다. 긴장성으로 오는 고혈압은 무리 없이 약을 끊을 수 있습니다. 주변에서 얼굴에 생기가 돌고, 예뻐졌다는 말을 듣는다고 했습니다. 안면비대칭이 해결되고 림프 순환이 개선되면서 생기는 아주 당연한 결과입니다.

원인 모를 불편함 때문에 고통받고 있다면, 평생 가지고 가야 할 증상이라고 체념하고 있다면, 이유를 모르기 때문에 난치병으로 알고 있던 것입니다. 스트레스 탓이거나 정신적 문제라고 생각한다면 틀렸습니다. 두통, 어지럼증, 불면, 자율신경실조증, 소화불량, 과민성 대장증후군, 역류성 식도염, 공황장애, 틱장애, 갱년기증후군, 우울증 등은 모두 신체의 부조화, 특히 '목 뭉침'에서 비롯된 질병입니다. 목이 굳어 있으면 정신도 우울해집니다. 앞서 언급한 질환들로 고생하고 있다면 깨끗이 나을 수 있습니다. 목의 뭉침에 주목해야 합니다.

2장

목이 뭉치면
뇌도 굳는다고?

목의 상태는 뇌의 상태를 나타낸다

병의 잘록한 부분을 '병목'이라고 합니다. 이순신 장군이 임진왜란에서 빠른 물살의 흐름을 이용하여 대승을 거둔 좁은 수로를 '울돌목'이라고 하지요. 좁아서 정체되기 쉽고, 정체되기 때문에 탈이 잘 납니다. 또한 근육, 신경, 혈관 등의 조직이 밀집되어 있어 인체를 치료할 때 주목하는 곳이기도 합니다. 이토록 중요한 목은 우리 몸의 약 10% 무게에 해당하는 머리를 지탱하고 있습니다.

볼링공을 막대기 위에 얹어보세요. 조금만 기울여도 공이 굴러 떨어집니다. 하지만 인체는 그렇지 않습니다. 몸이 왼쪽으로 기울면 뇌가 골반 주변의 근육에게 "몸의 중심을 오른쪽으로 이동시켜 넘어지지 않게 해."라는 명령을 내려 골반 전체를 움직이니까요. 이것을 '평형감각'이라고 합니다.

우리가 오른손으로 가방을 들면, 반사적으로 균형을 잡기 위해 오른쪽 어깨가 올라가고, 골반은 왼쪽으로 이동합니다. 이런 자세가 지속되면 목과 허리에 쓸데없는 부담이 걸립니다. 그런 부담이 계속 가해지면, 뼈나 추간판이 압박을 받게 되어 통증을 일으킵니다. 그러면 근육 속에 '통증유발물질'이라는 노폐물이 생겨 혈액순환을 방해하고 통증을 계속 느끼게 합니다. 목과 어깨의 만성적인 통증이 발생하는 전형적인 과정입니다. 이때 목의 뭉침이나 만성적인 틀어짐을 근본적으로 해결하지 않으면, 문제가 재발할 뿐만 아니라 우리가 생각하지도 못한 병증들로 고통받게 됩니다.

엄마가 내과 의사인 12세 소년이 할머니와 함께 저를 찾았습니다. 왼쪽 눈을 찡긋거리고, 머리를 자꾸 왼쪽으로 끄덕거리는 아이는 9살에 틱장애와 ADHD를 진단 받았다고 합니다. 약물치료로 나아졌다가, 1년 전부터 증상이 재발하여 다른 치료법을 찾는다고 했습니다. 아이는 심한 불면증에 시달리고 있었고, 초점을 잃은 눈동자는 어딘지 모르게 무기력하고 불안해 보였습니다.

흔히 틱장애, ADHD는 정신과질환으로 알고 있습니다. 하지만 제가 본 그 아이는 턱관절이 습관적으로 탈구되었으며, 누가 봐도 안면비대칭이 뚜렷했습니다. 목이 딱딱하게 굳어 있었고, 왼쪽 어깨가 올라가 있었으며, 골반이 틀어져 있었습니다.

아이에게 한약을 처방하고 목풀이 치료를 시작하니, 6회 차 만에 극적인 반응을 보였습니다. 치료 중에 새근새근 잠이 드는가 하면, 4주 차부터 틱 증상이 멈추고, 8주 차쯤 모든 증상이 사라졌습니다. 놀랍게도 아이는 안경을 다시 맞출 정도로 시력이 좋아졌는데, 이는 몸이 바로잡히는 과정에서 나타나는 부수적인 효과입니다. 어떻게 이런 일이 생긴 걸까요?

목은 인체의 만능 수리공

몸의 균형이 한번 깨지면 몸 전체에 문제가 발생하는 것은 자연스러운 이치입니다. 척추전만증, 골반 변형, 굽은 등처럼 잘못된 자세들을 옆에서 보면 골반, 척추뼈, 목이 정상 곡선에서 많이 틀어져 있습니다. 좌우 불균형이 같이 나타나는 경우도 많습니다. 어깨나 골반이 한쪽만 올라가 있거나, 머리가 한쪽으로 휘어 있거나, 척추가 옆으로 굽는 척추측만증이 그렇습니다.

다음 페이지를 보면, 토대의 작은 비틀림이 위로 갈수록 커집니다. 사소한 근골격계의 구조적 문제가 목으로 표출되는 것을 알 수 있습니다. 목을 통해 전신의 병증을 진단하고 치료하는 것이 가장 효율적이고 근본적인 이유입니다.

우리 몸에는 생명 유지에 중요한 자율신경계가 있는데, 이는 호흡, 순환, 체온, 소화기능을 조절하는 역할을 합니다. 자율신경계는 흥분모드인 '교감신경'과 안정모드인 '부교감신경'으로 나뉘며, 이 둘이 조화를 이루어야 자율신경이 안정된 상태라고 말할 수 있습니다. 그런데 목뼈가 비틀리고 목 근육이 뭉치면, 부교감신경인 미주신경이 압박 받아 상대적으로 교감신경이 흥분합니다. 이로 인해 말초혈관이 수축하고, 뇌, 심장, 근육으로 혈액이 집중되어, 상부는 뜨겁고 하부는 차가운 상열하한上熱下寒 상태가 됩니다. 또한 부교감신경의 기능이 저하되어 눈부심, 안구건조, 안면경련, 식도연하장애, 소화불량, 호흡곤란 등의 증상을 유발합니다. 이른바 '자율신경실조증'이라고 하지요. 목의 이상이 심한 경우 심장에서 뇌로 가는 혈관을 압박하여 뇌혈류를 저하시키고, 뇌 기능의 이상을 초래하기도 합니다.

따라서 목뼈의 비틀림을 바로잡고 목 근육을 풀어 교감신경의 흥분을 치료하면, 앞서 언급한 질병들의 근본적인 원인이 해결됩

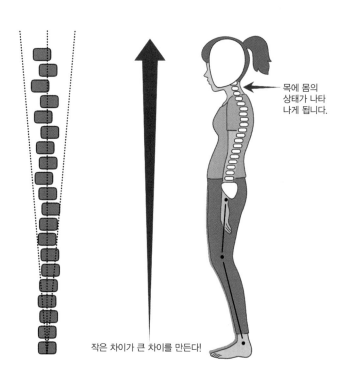

목에 몸의
상태가 나타
나게 됩니다.

작은 차이가 큰 차이를 만든다!

토대의 작은 비틀림이 위로 갈수록 커집니다. 사소한 근골격계의 구조적 문제가
목으로 표출되는 것을 알 수 있습니다.

니다. 간단히 말해 목뼈의 틀어짐을 조정하여 머리의 중심이 척추의 중앙에 오면, 뇌에서 시작된 신경들의 압박이 없어져 통증이 사라지는 원리입니다. 이쯤에서 목을 통해 어떻게 내 몸과 뇌의 상태를 진단하고 해결할 수 있는지 궁금해졌을 것입니다. 그 전에 목과 뇌가 얼마나 밀접한 관련이 있는지 좀 더 살펴보겠습니다.

목을 자극하면 뇌 기능이 좋아지는 원리

목과 뇌는 다음 3가지 경로를 통해 서로 영향을 미칩니다.

1. 뇌-목-전신의 혈액순환
2. 뇌-목-전신의 신경전달
3. 뇌-목-척수의 뇌척수액 순환

여기서 뇌척수액이라는 용어가 낯설게 느껴질 수 있습니다. 뇌척수액이란 뇌에서 만들어져 뇌와 척수를 순환하는 무색투명한 액체로, 머리뼈와 함께 뇌를 보호합니다. 뇌와 척수 주위를 순환하면서 외부 충격에 대한 완충작용을 하고, 호르몬과 노폐물 등의 물질을 운반합니다. 오른쪽 페이지의 그림을 반드시 기억하세요. 뇌의 연수가 목을 통해 척수로 연결됩니다. 목이 뇌의 일부임을 분명하게 보여줍니다.

목뼈가 비틀리고 목 근육이 뭉치면 자연히 뇌척수액의 순환이 원활할 수 없습니다. 최근 만성 난치성 질환의 원인이 뇌척수액의 순환장애임을 밝혀낸 연구들이 계속 나오고 있습니다. 주류 의학계는 아직 인정하지 않지만, 척수가 목뼈의 비틀림으로 인해 압박되면 신경전달을 제대로 못하게 됩니다. 뿐만 아니라 뇌척수액의 순환부전으로 전신이 제 기능을 못하게 됩니다.

4개 뇌를 한꺼번에 자극하는 '목풀이'

인간은 외부 자극을 느끼고, 그것에 반응하는 생물입니다. 그 반응의 대부분을 뇌가 담당합니다. 그런데 엄밀히 말하면 우리는 뇌가 4개입니다. 뇌가 감각정보를 받아들이고, 그 정보들을 종합하여 적절하게 대응할 수 있는 기관이라고 의미를 확장하면 뇌는 정확히 4개입니다.

1. 뇌 Brain

머리뼈 안에 있는 부분을 말합니다.

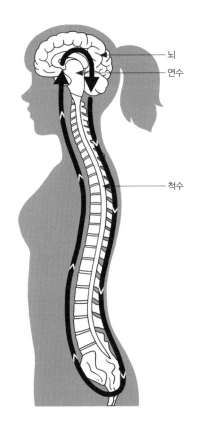

뇌

연수

척수

뇌척수액이란 뇌에서 만들어져 뇌와 척수를 순환하는 무색투명한 액체로, 머리 뼈와 함께 뇌를 보호합니다. 뇌와 척수 주위를 순환하면서 외부 충격에 대한 완 충작용을 하고, 호르몬과 노폐물 등의 물질을 운반합니다.

2. 척뇌 Spine Brain

척뇌란 중추신경계를 말하며, 뇌와 척수로 이루어집니다. 척수는 뇌와 말초신경을 잇는 다리 역할을 하는 신경계로, 운동신경과 감각신경이 모여 있습니다. 뇌로부터 내려가는 운동신경은 사지 근육의 운동기능을 담당합니다. 반대로 말단부의 감각수용기로부터 위로 올라가는 감각신경은 몸 전체의 감각(얼굴 제외)을 담당합니다.

일부 자율신경 기능을 담당하는 신경다발도 포함되어 있어 방광 조절, 항문 조임근 조절 기능도 합니다. 목풀이 운동은 손으로 척뇌를 자극하여 조절하는 원리입니다.

3. 피뇌 Skin Brain

피부는 우리 몸에서 표면적이 가장 큰 장기이며, 유기적인 상태가 파괴되면 스스로 치유하는 힘을 가지고 있습니다. 피부는 방어막을 형성하고, 환경 변화를 감지하는 센서 역할을 하며, 그 정보를 신경이나 면역계, 소화기계, 내분비계 등 온몸의 다양한 시스템에 전달하고, 마음에까지 영향을 미칩니다.

뒷목을 가만히 감싸는 것만으로 사람들은 편안함을 느낍니다. 손으로 피부를 부드럽게 자극해 목을 푸는 행위 자체가 환자들에게 위안이 되는 것도 그 이유 때문입니다.

4. 장뇌Gut Brain

소화기능을 개선하는 한약 처방을 사심탕瀉心湯이라고 합니다. 한의학에서 심心은 뇌 기능을 하는 곳으로 인식합니다. 소화기능을 개선하는 것이 뇌, 곧 정신이나 마음 상태를 변화시킨다고 생각한 것입니다. 〈단장斷腸의 미아리 고개〉라는 노래도 있지요. 극심하게 스트레스를 받는 상황에서 장이 끊어질 정도의 고통을 받는다는 것을 의미합니다. 뇌와 장은 신경전달을 하며 상호작용합니다.

따라서 장은 우리 몸의 상태를 반영하고, 또 장 기능을 개선하면 심신을 변화시킬 수 있는 또 다른 뇌입니다. 목풀이를 할 때 한약 처방을 같이 하는 것도 장의 힘을 키우기 위해서입니다.

머릿속이 안개가 낀 것처럼 뿌옇다면

"목의 상태는 뇌의 상태를 나타낸다."고 했습니다. 뇌 혼미가 있는 사람은 목의 이상을 의심해보아야 합니다. 뇌 혼미란 영어로 브레인 포그Brain Fog라고 하며, 머릿속이 안개가 낀 것처럼 맑지 않은 상태를 말합니다. 병원에서 각종 검사와 진료를 받아도 뚜렷한 이상이 발견되지 않는 것이 특징입니다. 흔히 정신적인 문제라고 오해해 병이라고 의심하지 못하기도 합니다.

30년간 뇌 혼미로 고생한 70대 여성이 저를 찾아왔습니다. 똑똑했던 그녀는 명문대를 졸업하고 학자의 길을 걷기로 했지요. 그런데 석사 과정을 밟다가 지도교수의 갑질로 극심한 스트레스를 받고부터 뇌 혼미 증상이 시작되었다고 합니다. 글을 읽으려고 하면 멍해지면서 집중이 안 되고, 그런 자신에게 실망하여 기분이 몹시 우울해지는 악순환에 빠졌습니다. 그녀는 삶의 질이 급격히 떨어졌고, 오랜 시간을 고통 속에서 살아야 했습니다.

맥을 짚어보니 건강에 큰 이상은 없었지만, 목이 심하게 굳어 있었습니다. 목만 풀면 나을 것 같았습니다. 20여 회 치료를 꾸준히 했더니 머리가 맑아지고 안구건조증이 나았습니다. 초기에 목만 잘 풀었어도 이토록 오랜 시간 고통받지 않았을 텐데…, 흘러간 30여 년의 세월이 몹시 안타까웠습니다.

사례 속 여성을 보고 뇌 혼미가 의심된다면 다음 증상들을 체크해보기 바랍니다.

· 머릿속이 안개가 낀 것처럼 뿌옇다.
· 머리가 멍하고 무겁다.
· 집중력, 기억력이 떨어진다.
· 아주 간단한 문장, 물건, 사람의 이름이 떠오르지 않는다.

- 대화하다가 돌아서면 5초도 안 돼 내용을 잊어버린다.
- 다른 사람이 하는 말의 의미를 정확하게 이해하지 못한다.
- 나의 생각을 타인에게 정확히 전달하기 어렵다.
- 구름 속을 걷는 것처럼 하루 종일 붕 뜬 기분이다.
- 새로운 것을 배우기가 어렵다.
- 복잡한 환경, 큰 소리, 불빛이 밝은 데서 매우 예민해진다.
- 만성피로에 시달린다.

앞서 언급한 증상들이 자주 나타난다면 뇌 혼미일 가능성이 큽니다. 그렇다면 뇌 혼미는 왜 생길까요? 심장에서 나온 동맥혈은 목을 거쳐 뇌로 가고, 뇌에 신선한 영양소와 산소를 공급한 정맥혈은 목을 통해서 빠져 나갑니다. 그런데 목 근육이 굳어지고 목뼈가 비틀어져 혈관을 압박하게 되면, 뇌는 신선한 혈액을 공급받을 수 없게 됩니다. 만성적인 뇌 빈혈 상태에 놓여 뇌 혼미, 건망증을 일으킬 뿐만 아니라 눈 부위에 혈액 공급이 잘 안 되어 안구건조, 안구피로, 시력저하, 충혈이 나타납니다.

치료는 당연히 목뼈를 바로잡고 목 근육의 뭉침을 이완시켜 신경전달과 혈액순환을 개선시키는 것입니다. 그러면 뇌 기능이 활성화되고, 뇌는 온몸에 적절한 신호를 보내 건강을 되찾을 수 있습니다.

또한 평소에 뇌혼미를 예방하려면, 바른 자세를 하는 습관을 가져야 합니다. 그리고 한꺼번에 많은 일을 처리하는 습관을 고쳐야 합니다. 사무직에 종사하는 사람들을 보면, 컴퓨터 화면에 많은 창을 열어두고 이것 했다가 저것 했다가 하지요. 멀티태스킹을 하다 보면 결국 방전됩니다. 1번에 1가지씩, 차근차근 일하는 습관을 들여야 합니다. 어차피 1가지 일을 집중해서 끝내야 다른 일을 할 수 있습니다.

목뼈는 치료를 잘 받으면 순간적으로 교정되지만, 금방 또다시 틀어집니다. 뭉친 목 근육을 한번 풀고 오랫동안 유지한다는 것이 그리 쉬운 일이 아닙니다. 왜냐하면, 표층근육은 풀어져도 목 깊은 곳의 심층근육까지 꼼꼼하게 풀지 못했거나 신경을 제대로 자극하지 않았기 때문입니다. 3장에서는 목의 뭉침과 목을 풀어도 다시 뭉치는 이유에 대해 자세히 살펴보겠습니다.

원인을 몰랐던 고통에서 벗어나는 길은
목을 푸는 데 있습니다.

치료의 핵심은 목의 뭉침을 풀고
목뼈의 비틀림을 바로잡으며
골반을 이완하고
내장 기능을 정상화하는 것입니다.

목의 심층근육을 꼼꼼히 풀면서 신경을 자극하면
지금까지 치료되지 않았던 질환들이 해결됩니다.
목의 문제가 해결돼야 인생이 행복해집니다.

3장

풀 때를 놓치면
만병이 따른다

목 뭉침이란 무엇인가?

자율신경실조증 같은 만성질환의 원인은 '목 뭉침'입니다. 여기
서 목 뭉침을 단순히 목이 굳어 있고, 뻐근하고, 결리고, 아픈 단
순 통증과는 다른 의미로 사용하고자 합니다. 왜냐하면 제가 임상
에서 만난 환자들이 앓는 증상들을 통칭할 만한 다른 말이 없었기
때문입니다.

목 뭉침은 목뼈가 틀어지고 목 근육이 굳어져서 단순 통증과 더
불어 전신에 나타나는 다양한 증상들을 가리킵니다. 그리고 목 뭉
침으로 나타나는 질환군을 가리켜 '두경부신경근증후군'이라고

하겠습니다.

목 뭉침의 개념은 동경뇌신경센터장 마쓰이 타카요시에게서 빌려왔습니다. 치료해도 잘 낫지 않는 부정호소증후군 환자들이 목 뒤쪽 근육에 공통적인 이상이 있음을 발견하고, 그것을 저주파, 침치료, 약물치료 등으로 치료해내면서 이름 붙인 질환군입니다. 저는 목만이 아니라, 머리와 목 관절인 두경관절과의 연관성을 더욱 강조합니다. 임상에서 머리에 있는 경혈들을 이용하는 것이 더 효과적이라는 사실을 발견하고, 이를 두경부신경근증후군이라고 부르기 시작했습니다.

광고회사에 다니는 30대 중반의 여성이 극심한 안구건조증으로 내원했습니다. 하루 종일 컴퓨터 모니터만 보고 산 지 10년째인데, 최근 반 년 사이 눈이 뻑뻑하고 충혈되어 나아지지 않는다고 했습니다. 3개월 전부터는 왼쪽 귀에 '삐-' 하는 이명이 들려 덜컥 겁이 나 병원을 찾았다고요.

눈물의 분비는 자율신경계에서 부교감신경이 담당합니다. 교감신경이 항진되면 눈물의 분비가 줄어들고, 동공 수축이 잘 안 되어 안구가 피로해지고 시야가 흐려집니다. 턱관절에서도 딱딱 소리가 납니다. 이때 두경관절을 풀면 낫습니다. 환자의 목을

2달에 걸쳐 풀었더니 이명과 턱관절음이 10회 차에 거의 사라졌습니다. 안구건조증도 10회 차에서 치료되었습니다. 평소 바르게 앉는 습관과 제가 알려드린 목풀이 운동법을 매우 잘 실천했기 때문에 가능했다고 생각합니다.

사례 속 여성은 목을 앞으로 빼고 컴퓨터 작업을 오래 해왔기 때문에 목이 늘 뭉쳐 있었습니다. 이 외에도 목을 뭉치게 하는 이유는 다양합니다. 인류가 두 발로 걷고 나서부터 어쩌면 목의 통증은 숙명일지도 모르겠습니다. 그리고 현대인의 불규칙적이고, 불균형한 식습관 때문에 우리의 위장관은 지쳤습니다. 스트레스를 견딜 수 있는 내성이 낮아진 것도 주요한 원인입니다

또한 교통사고, 낙상, 수술 등의 외상이 처음 발병 원인인 경우도 꽤 있습니다. 외부 충격으로 목 부위 두경관절이 손상되고, 제대로 치료되지 않은 채 오래 지속되면서 증상이 심해졌을 것입니다. 원인이 다양한 만큼 두경부신경근증후군에 해당하는 질환들은 대부분 임상에서 원인을 알기 힘든 질환이라고 합니다. 그렇다면 이런 원인들이 어떻게 두경부신경근증후군으로 발전하는 것일까요?

목에 만성적인 피로가 쌓이면 목 근육이 딱딱하게 굳습니다. 목

에는 중요한 신경이 지나가는데, 주변 근육이 딱딱해지면 조직을 흐르는 혈류량이 감소하여 산소 결핍 상태가 됩니다. 또 뇌신경 세포에 산소와 영양을 주는 뇌척수액의 흐름이 나빠집니다. 그러면 뇌가 제 기능을 하지 못하게 되어, 우리 몸에 여러 가지 증상이 나타납니다. 그리고 근육이 긴장하면 근육 내 피로물질이 만들어지고, 통증유발물질이 생기고, 그것이 통증을 느끼는 신경을 자극해 두통 등의 여러 가지 증상으로 발전하는 것입니다.

목 근육의 피로

교통사고 등으로 인한 머리 부위의 외상

오랜 시간 고개를 숙이는 자세로 인한 목 근육의 약화

⇩

목 근육의 뭉침과 목뼈의 틀어짐

⇩

뇌혈류 순환저하로 뇌 빈혈

뇌척수액의 순환저하로 영양공급 저하

뇌척수신경의 전달저하로 전신 기능부전

⇩

목 이상의 3대 증상(두통, 어지럼증, 자율신경실조증)

⇩

중추성 통각과민 발생으로 뇌의 과민성 증가

⇩

자율신경실조증, 부정호소증후군 발생

⇩

진행되어 심각해지면 우울증, 틱장애 발병

푸는 것은 쉽다, 중요한 건 '유지'

목 뭉침은 단순한 통증이 아니고, 방치하고 살아서도 안 되는 중요한 문제입니다. 목 뭉침이 원인으로 진단되지 않은 채 표면적인 치료만 계속하게 되면, 증상은 더욱 악화되어 우울증까지 유발합니다. 이것은 목 뭉침 때문에 발생한 우울증으로, '목근육성 우울증'이라고 부릅니다. 저는 목근육성 우울증이 전체 우울증의 90%를 넘는다고 생각합니다. 이밖에 경도의 인지증(치매), 파킨슨씨병도 목뭉침이 원인인 두경부신경근증후군에 속한다고 생각합니다. 이것이 우리가 꼭 알아야 할 두경부신경근증후군의 정체입니다. 결코 가볍게 생각해서는 안 됩니다.

한의학은 이러한 질환군을 쉽게 분류하고, 치료할 수 있습니다. 왜냐하면 한의학은 처음부터 몸의 전체를 보고 접근하는 치료법이기 때문입니다. 만성 난치성 질환들은 목뭉침이 원인이라고 했습니다. 목뼈의 비틀림과 목 근육의 이상을 치료하여 뇌혈류와 뇌척수액의 순환이 개선되고 뇌신경 전달이 정상화되면, 우리 몸의 자연치유력이 회복되어 어렵지 않게 치료됩니다. 문제는 한번 푼 목이 다시 뭉치기 때문에 완치했더라도 꾸준히 풀어줘야 한다는 것입니다. 목은 왜 풀어도 계속해서 뭉치는 것일까요?

나쁜 자세를 지속하면 근육이 긴장합니다.

▷ 긴장된 근육이 혈관을 압박하여 혈액 흐름이 나빠지고

▷ 혈류 저하로 근육에 영양소와 산소 공급이 저하되고

▷ 근육 속에 피로물질이 쌓이고 통증유발물질이 생기고

▷ 경직된 근육이 말초신경을 압박하여 손상시키고

▷ 그 자극 정보는 대뇌에 전달되어 통증을 유발하고

▷ 뇌의 과민성이 증가하고

▷ 사소한 자극에도 과민 반응해 다시 목, 어깨에 통증이 생기고

▷ 신경이 흥분하여 그 긴장에 의해 근육이나 혈관이 수축하고

▷ 다시 근육은 긴장하게 됩니다.

이런 악순환의 결과, 목과 어깨는 다시 뭉치고, 두경부신경근증후군은 재발합니다. 좋은 소식은 이완된 목을 유지하는 방법이 따로 있다는 사실입니다(91쪽 참고). 그렇다면 목이 뭉쳤을 때 우리는 어떻게 알아챌 수 있을까요?

내 몸이 무너지는 첫 신호, 거북목

요즘 아이들은 하루 종일 책상 앞에 앉아 있고, 쉴 때는 구부정

한 자세로 스마트폰을 붙들고 있습니다. 심지어 밥 먹을 때도 휴대폰만 들여다보지요. 어른들도 다르지 않습니다. 직장에서는 컴퓨터 앞에 앉아 있고, 출퇴근 시간에는 휴대폰으로 게임이나 SNS를 하며, 집에서 쉴 때는 삐딱한 자세로 누워 TV를 봅니다.

간단하게 거북목을 진단하는 방법이 있습니다. 벽에 기대보세요. 눈을 감고 온몸에 힘을 뺀 상태에서 머리, 어깨, 엉덩이, 발뒤꿈치를 벽에 붙인 채 30초간 서봅니다. 목에 힘을 주지 않았을 때 머리가 벽에서 떨어진다면 거북목이 의심됩니다. 다음 표를 통해 거북목을 자가진단해보세요.

나는 거북목일까?–거북목 자가진단표

다음 문항들을 읽고 해당하는 항목이 몇 개인지 체크해보세요.

하루 10회 이상 스마트폰을 본다.	☐
버스나 지하철에 앉자마자 스마트폰부터 꺼내서 본다.	☐
쉬지 않고 1시간 이상 컴퓨터 작업을 하는 일이 잦다.	☐
노트북이나 태블릿PC를 자주 사용한다.	☐

앉았을 때 등이 굽는다. ☐

주위 사람들이 자세가 나쁘다고 지적할 때가 있다. ☐

머리가 무거운 느낌을 자주 받는다. ☐

가방을 한쪽 어깨로만 메고 다닌다. ☐

비대칭 얼굴을 교정했거나, 교정하고 싶은 생각이 있다. ☐

목이나 어깨가 항상 뭉쳐 있는 기분이다. ☐

목이나 어깨가 심하게 뭉쳐 마사지나 지압을 받곤 한다. ☐

목욕은 물로만 샤워할 때가 많다. ☐

반신욕을 자주 한다. ☐

높은 베개를 사용해야 잠이 온다. ☐

만세 하듯 양손을 올리고 자야 편하다. ☐

잘 때 코를 골거나 이를 간다. ☐

귀에서 '삐-' 하는 소리가 가끔 난다. ☐

입병이 자주 나고, 입이 자주 마른다. ☐

눈이 건조하고, 시력이 저하된다. ☐

목에 뭔가 걸린 듯한데, 삼켜지지 않고 뱉어지지 않는다. ☐

손이 저릴 때가 있다. 손가락 관절염으로 고생한다. ☐

변비나 설사로 고생한다. ☐

소화가 잘 안 되고, 속이 더부룩하여 갑갑할 때가 많다. ☐

머리에 원인 모를 열이 오를 때가 있다. ☐

손발이 차다. ☐

몸이 항상 어딘지 모르게 불편하다. ☐

불면증이 있다. ☐

숨 쉬기 힘들 때가 있다. ☐

허리나 무릎, 발목이 아프다. ☐

매사에 의욕이 없고, 항상 피로하다. ☐

6개 이하 정상입니다.

7개~ 19개 거북목으로 진단할 수 있습니다. 적절한 치료와 생활습관을 바꾸면 개선될 수 있습니다.

20개 이상 적절한 치료를 받아야 합니다. 그렇지 않으면 고혈압, 당뇨, 갑상선 질환, 비만, 공황장애, 우울증, 틱장애 등의 질환으로 발전할 수 있습니다.

매일매일 목을 치료하면서 느끼지만, 어디가 아프든지, 어떤 질환으로 고생하든지 환자들은 거의 대부분 거북목입니다. 거북목은 몸의 균형을 무너뜨려 신체 각 관절의 통증을 유발하는 원인이 됩니다. 거북목이 있는 사람들이 정상인에 비해 골절의 위험이 1.7배가 높고, 노인들을 장기간 추적 관찰해보니 사망률이 1.4배 높은 것으로 나타났다고 합니다.

그렇다면 이 무시무시한 거북목은 왜 생길까요? 목을 앞으로 뺀 거북목 자세를 오랫동안 지속하면 목뼈의 정상적인 역학이 무너져 목 관절에 지속적으로 염증이 발생합니다. 이는 통증만 생기게 하는 것이 아니라 호흡에도 지장을 줍니다. 혀 뿌리에 있는 설골Hyoid bone 주변의 근육들은 갈비뼈를 올려서 호흡하는 것을 도와주는데, 거북목 자세는 이 근육들이 수축하는 것을 방해하여 폐활량을 최고 30%까지 감소시킬 수 있습니다.

또한 거북목이 진행되면, 필연적으로 어깨가 앞으로 나와 둥근 어깨round shoulder가 되고, 등이 굽어지게 됩니다. 이런 자세는 몸의 중심을 앞쪽으로 쏠리게 하고, 목과 어깨뿐만 아니라 허리에도 무리가 됩니다. 상체의 중심이 앞으로 이동하면, 그 보상작용으로 하체는 자연스럽게 뒤쪽으로 밀립니다. 무릎이 굽거나, 과신전되어 무릎관절염의 원인이 되기도 합니다.

결국 거북목은 둥근 어깨를 만들어 목과 어깨에 통증을 유발하고, 턱관절을 뒤로 당기게 하여 무턱이나 이중턱을 만들며, 안면 비대칭을 유발하고, 목 근육을 당기게 하여 팔의 움직임과 감각을 조절하는 신경망인 상완신경총을 압박하여 손저림, 오십견을 유발합니다. 골반이 비틀어지면 다리 길이에 차이를 만들어 발목에 통증이 생기고, 무지외반증까지 초래하지요.

거북목으로 발생하는 증상들은 근골격계만이 아닙니다. 미주 신경을 압박하여 소화장애를 유발하고, 자율신경을 압박하여 자율신경실조증을 유발하는 원인이 됩니다. 또한 두통, 어지럼증, 불면, 이명, 턱관절 장애, 호흡곤란, 안구건조, 시력저하, 공황장애, 틱장애, 만성피로증후군 등 많은 난치성 질환의 출발점이 됩니다. 이뿐만 아니라 거북목은 집중력과도 관계가 있습니다.

하루는 키가 크고 잘생긴 고등학생이 엄마와 함께 저를 찾아왔습니다. 초등학교 시절부터 공부를 잘했고 줄곧 반장을 도맡아서 할 정도로 모범생이었습니다. 장래희망이 의사여서 열심히 공부해도 모자랄 판인데, 아이가 중학교에 입학한 이후로 공부하다가 자꾸 누우려고 했답니다. 체력이 약한가 싶어서 보약도 지어 먹였지만 신통치 않았다고 해요.

그러다 고등학교를 입학한 후부터 아예 책상에 앉지 못한다고 합니다. 책만 보려고 하면 두통 때문에 30분 이상을 집중할 수 없다고요. 학교에서는 삐딱한 자세로 수업을 들으니까 선생님들에게 지적을 받는다고 합니다. 엄마는 아이가 꾀병을 부리는가 싶어 다그치기만 했지요.

아이가 어렸을 때 별다른 사고가 없었다고 하지만, 과거에 언젠가 넘어지면서 척추에 이상이 온 것 같습니다. 학생은 자세불량으로 등이 굽어 있었고, 심각한 거북목이었습니다. 수차례 목풀이 치료를 하자 두통의 강도와 지속시간이 점차 줄어들었습니다. 자연히 체력이 좋아지면서 책상에 앉아 있는 시간이 늘었습니다. 사실 젊고 어릴수록 금방 낫습니다. 바른 자세를 알려주기 어려워서 그렇지, 자세에 대해 잘 인지시키기만 해도 효과가 빠르게 나타납니다.

어른과 아이 할 것 없이 평소에 거북목을 예방하는 방법이 있습니다. 바로 턱을 뒤로 당기는 습관입니다. 턱을 5cm 뒤로 당긴다는 느낌으로 생활하면, 거북목을 충분히 예방할 수 있고 치료에도 많은 도움이 됩니다.

당신의 굽은 등은 어떤 유형인가요?

거북목과 굽은 등은 선후를 따지기 어렵습니다. 등이 굽어서 머리가 앞으로 나왔는지, 목을 앞으로 빼고 있어서 등이 굽게 되었는지 알기 힘듭니다. 골반의 위치에 따라 굽은 등은 2가지로 나눌 수 있습니다.

골반전경형

골반이 정상보다 과도하게 앞으로 나오면, 인체는 균형을 잡으려고 등을 굽히고 머리를 앞으로 뺍니다. 하이힐을 신고 있을 때 나오는 자세를 생각하면 쉽습니다. 바른 자세를 취하라고 하면 배를 앞으로 내미는 사람들이 있는데, 주로 복근이나 장요근이 쉽게 약해지는 여성들이 많습니다. 체형에 비해 아랫배만 불룩 나오게 되고, 허리가 앞으로 많이 휘어 허리에 통증이 생깁니다.

골반후경형

앉아서 일할 때 허리를 바로 세우지 않고 굽히면, 골반이 뒤로 쏠립니다. 이런 자세로 오래 앉아 있거나 장시간 운전하면, 등이 굽고 거북목이 됩니다. 사장님 의자나 PC방 의자에 거의 눕다시피 앉은 자세를 생각하면 쉽습니다. 최근 이런 유형의 굽은 등이

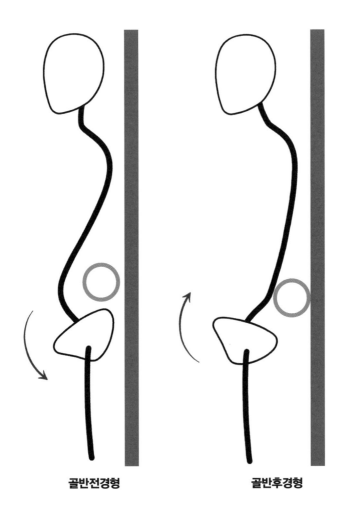

골반전경형   골반후경형

손이 들어가지 않으면 골반후경형이고, 손이 2개 이상 들어가면 골반전경형이
라고 판단합니다. 정상적인 경우는 손이 1개 들어갈 정도입니다.

많아지고 있습니다. 이 유형은 배 주위에 살이 잘 붙어 복부 비만이 되기 쉽고, 몸이 앞으로 잘 숙여지지 않습니다.

골반전경형인지, 골반후경형인지 쉽게 알아보는 방법이 있습니다. 벽에 머리 뒤통수부터 발뒤꿈치까지 붙이고 기대서 허리 뒤쪽에 손을 넣어보세요. 손이 들어가지 않으면 골반후경형이고, 손이 2개 이상 들어가면 골반전경형이라고 판단합니다. 정상적인 경우는 손이 1개 들어갈 정도입니다.

이것은 목에 문제가 생기면 골반도 같이 틀어짐을 의미합니다. 거북목을 교정하거나 목을 치료할 때, 골반도 같이 교정하는 이유입니다. 거북목은 자세불량의 결과이자 원인이며, 방치하면 만병을 부릅니다.

목을
풀어야
만병이
풀린다

2부

온갖 난치성 질환들,
원인은 스트레스가 아니라 '목 뭉침' 때문입니다.
목을 풀면 뇌가 온몸을 치료하기 시작합니다.

원인도 모른 채 고통받는 통증과 불편

자율신경실조증

〈진단〉

나는 몸과 마음이 안정된 상태일까?

원인을 알 수 없는 통증에 시달리고 있다면 자율신경실조증을 의심해봐야 합니다. 다음 문항들을 읽고 해당하는 항목의 개수를 세어보세요.

자율신경 증상

귀에서 소리가 난다. ☐

가슴 또는 심장 부위가 조이는 듯한 느낌을 받은 적 있다. ☐

가슴 또는 심장 부위가 눌리는 듯한 느낌을 받은 적 있다. ☐

심장박동이 빨라지는 일이 자주 있다. ☐

가슴이 자주 답답해질 때가 있다. ☐

다른 사람보다 숨이 가빠질 때가 있다. ☐

앉아 있어도 숨이 찰 때가 가끔 있다. ☐

여름에도 손발 끝이 차다. ☐

손발 끝이 보라색이 될 때가 있다. ☐

항상 식욕이 없다. ☐

헛구역질하거나 토하기도 한다. ☐

소화가 잘 안 된다. ☐

식사 후 또는 배가 고플 때, 배가 아프다. ☐

설사를 자주 한다. ☐

변비 증세가 자주 있다. ☐

목과 어깨가 뭉쳐 있다. ☐

팔에 혈액순환이 잘 안 된다. ☐

다리에 혈액순환이 잘 안 된다. ☐

피부가 민감하여 가려울 때가 자주 있다. ☐

얼굴이 심하게 붉어지는 경우가 있다. ☐

겨울에도 땀을 많이 흘린다. ☐

피부에 발진이 잘 생긴다. ☐

심한 두통이 자주 있다. ☐

갑자기 몸에 열이 나거나, 추워질 때가 있다. ☐

가끔 심한 어지럼증이 있다. ☐

정신이 아찔하여 쓰러질 것 같은 느낌이 들 때가 있다. ☐

지금까지 2번 이상 정신을 잃은 적 있다. ☐

몸 어딘가 저리거나 아프다. ☐

손발이 떨릴 때가 있다. ☐

몸이 훅 달아올라 땀이 날 때가 있다. ☐

지쳐서 녹초가 되는 일이 자주 있다. ☐

여름이 되면 몸이 심하게 나른하다. ☐

아침에 일어나면 항상 피곤하다. ☐

조금만 일을 해도 쉽게 지쳐버린다. ☐

밥을 먹을 수 없을 정도로 피곤할 때가 있다. ☐

계절이 바뀌면 몸 상태가 변한다. ☐

특이체질이라는 말을 의사에게서 들은 적 있다. ☐

멀미를 한다. ☐

정신 증상

시험을 보거나, 질문할 때 땀을 흘리거나 떨린다. ☐

윗사람이 가까이 오기만 해도 긴장하고 떨린다. ☐

상사가 보고 있으면 일을 전혀 할 수 없다. ☐

일을 서둘러야 할 때 머리가 혼란스러워진다. ☐

조금이라도 성급해지면 쉽게 실수한다. ☐

항상 지시나 명령을 1번에 못 알아듣고 혼동한다. ☐

낯선 사람을 만나거나 낯선 장소에 가면 긴장한다. ☐

곁에 아는 사람이 없으면 안절부절못한다. ☐

우유부단하여 결정을 잘 못 내린다. ☐

눈치 없다는 말을 종종 듣는다. ☐

남의 집에서 식사하는 것이 힘들다. ☐

모임에 나가도 혼자라는 느낌이 들어 종종 슬프다. ☐

언제나 불행하고 우울한 기분이 든다. ☐

사소한 일에 잘 운다. ☐

인생에 희망이 없다고 생각한다. ☐

차라리 죽고 싶을 때가 있다. ☐

가족한테도 말 못 하고 끙끙 앓는 일이 있다. ☐

사소한 일에 신경 쓰여 안절부절못한다. ☐

신경질적이라는 말을 종종 듣고, 가족 중에
신경질적인 사람이 있다. ☐

심한 신경증(노이로제)에 걸린 적 있고, 가족 중에
심한 신경증에 걸린 사람이 있다. ☐

정신병원에 입원한 적 있고, 가족 중에
정신병원에 입원한 사람이 있다. ☐

심하게 수줍어하거나, 신경과민이다. 가족 중에
심하게 수줍어하거나, 신경과민인 사람이 있다. ☐

감정이 쉽게 상한다. ☐

사람들에게 비판 받으면 바로 심란해진다. ☐

까다롭다는 말을 종종 듣는다. ☐

사람들에게 항상 오해를 받는다. ☐

친구조차 잘 믿지 못한다. ☐

일하려고 생각하면 안절부절못한다. ☐

금방 욱하거나 짜증이 난다. ☐

항상 긴장하지 않으면 일이 생겼을 때 당황한다. ☐

사소한 일에 부아가 치밀어 화가 난다. ☐

자기 생각대로 되지 않으면 바로 욱한다. ☐

심하게 화를 낼 때가 있다. ☐

자주 몸이 떨린다. ☐

항상 긴장하고 불안하다. ☐

누군가 호통치면 위축된다. ☐

한밤중에 갑자기 소리 지르는 일이 자주 있다. ☐

악몽을 꾸면서 깨는 일이 자주 있다. ☐

끔찍한 생각이 항상 머리에 떠오른다. ☐

아무것도 아닌 일에 갑자기 벌벌 떨며 무서워한다. ☐

갑자기 식은땀이 나는 경우가 많다. ☐

진단 결과

각 항목에 체크한 개수를 세어 다음 그래프에서 어느 영역에
속하는지 알아보세요.

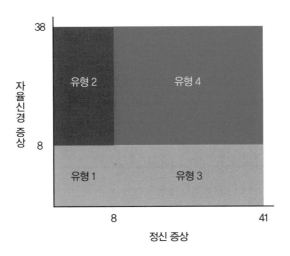

<table>
<tr><td>유형 1</td><td>자율신경 증상, 정신 증상 모두 8개 이하
심신이 안정된 상태입니다.</td></tr>
<tr><td>유형 2</td><td>자율신경 증상 9개 이상, 정신 증상 8개 이하
자율신경 증상이 주체가 되므로 자율신경실조증형입니다.</td></tr>
<tr><td>유형 3</td><td>정신 증상 9개 이상, 자율신경 증상 8개 이하
정신 증상이 주체가 되므로 정신증형입니다.</td></tr>
<tr><td>유형 4</td><td>자율신경 증상, 정신 증상 모두 9개 이상
심신증형 또는 심인성 자율신경실조증형입니다.</td></tr>
</table>

※ 이 설문지는 동방대식의학지수Toho Medical Index를 바탕으로 저자가 임상에서 경험한 것을 더하여 완성했습니다.

유형 2와 4에 해당한다면, 자율신경계에 문제가 있을 가능성이 크며, 자율신경계를 안정시키는 치료가 필요합니다. 당신의 자율신경계가 어떻게 불안정한지 이어서 살펴보겠습니다.

원인

몸속 브레이크가 고장 난 것

자율신경계는 크게 교감신경과 부교감신경으로 나뉘며, 교감신경은 자동차의 액셀러레이터를 밟은 것처럼 맥박이 빨라지게 하거나 혈압이 높아지게 합니다. 반면 부교감신경은 브레이크를 밟은 것처럼 맥박이 느려지게 하거나 혈압이 낮아지게 합니다.

예를 들어 교감신경이 신체를 흥분시키면 부교감신경은 우리 몸을 보호하기 위해서 심박수를 조절하고 소화작용을 촉진합니다. 이렇게 교감신경과 부교감신경이 서로 조화를 이루어야 인체가 일상생활을 잘 유지할 수 있습니다. 그런데 이 조절 기능이 제대로 이루어지지 않은 경우를 가리켜, 자율신경실조증이라고 합니다.

자율신경이 스스로 조절을 못하면 이런 증상이 나타납니다. 상체에 열이 나고, 원인을 알 수 없는 미열이 생기며, 심장박동이 빨라집니다. 또 혈압이 불안정해지고, 안구건조, 수족냉증, 수족다한, 호흡곤란, 흉부 압박감, 가슴 통증, 불면, 두통, 공황장애, 우울증, 기능성 위장장애, 과민성 대장증후군, 기능성 식도연하장애, 갱년기증후군 등이 생길 수 있습니다.

원인은 '목 뭉침'입니다. 목 근육에 이상이 생기면 목뼈 중심을 지나는 부교감신경에 이상이 생깁니다. 이것이 인체에 치명적인 이유는 부교감신경으로 작용하는 '미주신경' 때문입니다. 미주신경은 인체에서 혈압과 심박수 조절, 소화, 호흡, 장의 연동운동, 골격근의 운동 조절 등 생명 유지의 기본적인 기능을 수행하는 데 반드시 필요합니다. 그런데 목 뭉침으로 미주신경이 손상되면,

심박수나 혈압이 급격하게 낮아지고 뇌 혈류가 감소됩니다. 의식을 잃거나 쓰러지기도 하지요. 미주신경성 실신이라고 합니다.

매우 심각해 보이는 이런 상태는 목의 문제를 해결하면 좋아집니다. 참 쉽고 명확한 접근입니다. 수십 년 동안 고통받아온 증상이 1주일 만에 좋아지는 사례도 많습니다. 과거 목에 부상을 입은 사람이 십수 년이 지나 통증을 느낀다면, 지금의 우울감이 10년 전의 교통사고 때 목 근육을 다쳐서 생긴 거라고 생각하기는 어렵지요. 하지만 목풀이 치료를 제대로 하면 90% 이상 사고 이전의 상태로 돌아갑니다. 특히 공황장애는 낫지 않은 사례가 없을 정도로 완치될 수 있습니다.

노력하는 유형? 무기력한 유형?

교감신경과 부교감신경의 상호작용은 4가지 유형으로 나눌 수 있습니다.

생기 있게 능력을 발휘하는 유형

교감신경과 부교감신경이 모두 높습니다. 가장 이상적인 상태입니다. 교감신경과 부교감신경이 모두 높은 수준에서 안정되어, 자신이 가진 능력을 유감없이 발휘할 수 있습니다.

지나치게 노력하는 유형

교감신경이 높고, 부교감신경이 낮습니다. 현대인에게 가장 흔히 보이는 유형으로, 엑셀러레이터만 밟고 브레이크 기능이 완전히 떨어져 안절부절못하는 상태입니다. 시호, 황련, 복령 등의 약재로 치료합니다.

여유로운 유형

교감신경이 낮고, 부교감신경이 높습니다. 엑셀러레이터의 기능이 나빠서, 항상 느릿느릿 운전하게 되는 상태입니다. 무력한 분들은 보약을 먹으면 좋습니다.

축 늘어져 무기력한 유형

교감신경과 부교감신경이 모두 낮습니다. 우울하고 무력한 상태입니다. 스트레스가 많거나 수면이 부족한 생활을 계속하면 교감신경과 부교감신경의 작용이 모두 낮아집니다. 오수유, 부자 등의 약재로 치료합니다.

임상에서 자주 나타나는 유형은 '지나치게 노력하는 유형'과 '축 늘어져 무기력한 유형'입니다. 아침 일찍부터 저녁 늦은 시간까지 쉼 없이 달려야 하는 현대인은 지나친 노력가가 많습니다. 제대로 쉬지 못해 번아웃되기 쉽습니다. 반면 무기력한 유형은 자칫 우울증에 빠질 수 있어 이들 역시 각별한 주의가 필요합니다.

목과 자율신경의 상관관계

목과 자율신경은 해부학적으로 밀접한 관계에 있습니다. 목에는 교감신경의 중요한 중계 지점인 상·중·성상신경절과 부교감신경인 미주신경이 존재합니다. 교감신경은 척수신경에서 빠져 나오고, 부교감신경은 뇌신경과 엉치척추뼈신경에서 빠져 나옵니다. 12쌍의 뇌신경 중 부교감적 작용을 하는 것은 눈돌림신경, 얼굴신경, 혀인두신경, 미주신경입니다.

그중 미주신경과 혀인두신경은 뇌에서 신경과 혈관의 통로인 경정맥공을 통해 빠져 나옵니다. 그런데 두경관절이 틀어지면, 두개골과 안면골이 변형되어 경정맥공이 좁아집니다. 통로가 좁아지면, 뇌신경과 혈관을 압박하게 되어 여러 가지 증상들이 나타나지요. 즉, 자율신경의 기능이상으로 두경부신경근증후군이 나타납니다.

결국 자율신경실조증은 스트레스나 정신적 문제가 아니라 목 뭉침이 원인입니다. 목을 바로잡고 목의 뭉침을 풀면, 두개골이 정상으로 돌아오고 통로들도 제 위치를 찾아 뇌신경들이 기능을 회복하게 됩니다. 목 뭉침을 풀면 쉽고 빠르게 해결됩니다.

미주신경을 자극하라!

미주신경은 인체의 면역세포와 줄기세포의 주된 조절자이자 뇌세포인 뉴런을 통해 중요한 메시지를 전달하는 역할을 합니다. 심리적인 편안함과 안정감을 느끼게 하는 데도 중요해서 삶의 질을 좌우하기도 하지요. 미주신경이 주관하는 부위는 매우 넓으며, 뇌에서 시작하여 목 앞쪽을 지나 심장, 폐, 소화기관을 감쌉니다.

따라서 미주신경을 적절하게 자극하면, 믿을 수 없을 정도로 건강에 이롭습니다. 특히 자율신경실조증, 소화장애, 호흡장애를 해결하는 데 큰 도움이 됩니다. 부작용이나 통증이 없어 안전한 미주신경 자극은 또 어떤 효과가 있을까요?

1. 소화, 흡수, 해독을 돕습니다.

미주신경을 자극하면 위산과 담즙을 만들어냅니다. 적당한 수준으로 만들어진 위산은 단백질을 보다 더 완전히 소화하게 하고, 담즙은 지방을 보다 더 효과적으로 소화하고 흡수하게 합니다. 증가한 위산은 메틸화methylation를 도와 장내 곰팡이, 박테리아, 기생충을 죽이는 역할을 합니다. 담즙산은 주로 독성 대사산물이며, 간에서 나오는 부산물로 미주신경을 자극하는 것은 곧 '해독'을 의미합니다. 비싼 보충제를 복용하는 대신 미주신경을 활성화하는 것이 현명합니다.

2. 혈압을 효과적으로 낮춥니다.

연구에 따르면 약 30%의 사람들은 고혈압의 약물치료에 반응하지 않습니다. 정상 혈압은 미주신경의 상태에 좌우되며, 잘 자극하면 짧은 시간 안에 혈압을 극적으로 낮출 수 있습니다.

3. 우울증을 완화하고, 인지기능을 향상시킵니다.

미주신경을 자극하면 무반응성 우울증 치료에 대단히 효과적이라는 사실이 입증되었습니다.

4. 염증을 조절합니다.

최근 연구에서 장내 미생물이 유기체의 전반적인 건강 상태에 결정적인 역할을 한다는 사실이 입증되었습니다. 염증이 없는 경우에도 미주신경은 자극의 성격에 따라 불안을 유발하거나 완화 효과를 가져오기도 합니다. 이것은 미주신경이 감정에도 영향을 미친다는 것을 의미합니다.

5. 편두통을 감소시킵니다.

최근 연구에서 미주신경을 자극하면 편두통의 빈도가 50% 이상 감소하고, 간질 발작이 감소한다는 것이 입증되었습니다.

목을 푸는 것의 핵심은 미주신경을 조정하는 일이라고 봐도 무방합니다. 더 건강해지고 싶다면 미주신경을 자극해보세요. 기분, 소화, 기억, 인지기능, 혈압 등 건강 상태가 전반적으로 개선됩니다.

미주신경을 바르게 자극하는 방법 6가지

최적의 건강 상태를 유지하려면 미주신경을 활성화시켜야 합니다. 안전하게 미주신경을 자극하려면 어떤 방법이 있을까요?

1. 마음챙김mindfulness 호흡

편안하고 바른 자세로 앉습니다. 바닥에 양반다리를 하고 앉거나, 의자에 앉아도 좋습니다. 눈을 감고 어지러운 생각들이 사라지기를 기다립니다. 코로 호흡하면서 횡격막이 완전히 수축되고, 폐가 완전히 팽창할 수 있도록 합니다. 4초 들이마시고, 4초 유지하고, 4초 내쉬고, 4초 유지하는 것을 반복합니다. 1번에 6~12회씩 하고 하루에 3차례 하면 좋습니다.

2. 흥얼거리기

기계적으로 미주신경을 자극하는 방법입니다. 좋아하는 곡을 흥얼거리거나 출퇴근할 때, 샤워할 때, 스트레스 받을 때, 집중해야 할 때 기도문이나 경문을 흥얼거려보세요. 그저 '옴Om' 소리를 내도 좋습니다.

흥얼거린다는 것은 지금 이 순간 당신이 하는 일에 또 다른 일이 끼어들 틈이 없다는 것을 의미합니다. 원하는 만큼 자주하세요. 식사를 준비하면서 흥얼거리면 위액 분비가 촉진되고, 스트레스 호르몬인 코티솔 수치가 낮아지며, 몸속 소화기관이 준비될 것입니다.

3. 수다 떨기

말을 하면 성대에 연결되어 있는 미주신경이 자극됩니다. 목소리를 통한 상호작용이 많을수록 미주신경의 상태가 좋아집니다. 누군가에게 문자 메시지를 보내는 대신에 직접 전화를 걸어 수다를 떨어보세요. 자기 자신과 큰소리로 이야기하는 것도 좋은 방법입니다.

4. 찬물로 얼굴 씻기

오전 또는 오후에 찬물로 얼굴을 씻습니다.

5. 명상과 요가

명상과 요가는 스트레스를 완화하고 미주신경의 흐름을 원활하게 하는 훌륭한 방법입니다. 단, 숙련된 사람의 도움이 필요하며, 바른 자세와 동작으로 꾸준하게 해야 효과가 있습니다.

6. 흉쇄유돌근 문지르기

흉쇄유돌근은 미주신경이 주행하는 부위로, 머리를 목도리처럼 감싸고 있습니다. 흉쇄유돌근의 한쪽이 긴장하면, 긴장된 쪽으로 머리가 기울면서 귓속 전정기관의 내림프액 순환 등이 나빠

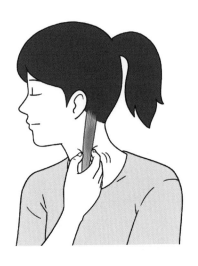

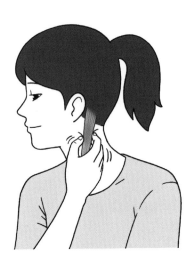

흉쇄유돌근 한쪽을 엄지와 검지로 아주 가볍게 꼬집듯이 잡고서 고개를 같은 방향으로 살짝 돌립니다.

져 이명이나 어지럼증이 생깁니다. 편안하게 앉은 자세에서 어깨를 으쓱하면서 위로 올렸을 때, 왼쪽과 오른쪽 중 한쪽의 흉쇄유돌근이 두껍다면 더 두꺼운 쪽을 집중적으로 풀어줍니다.

흉쇄유돌근을 효과적으로 자극하는 방법은 2가지로, '꼬집기'와 '문지르기'가 있습니다. 꼬집기는 엄지와 검지로 아주 가볍게 꼬집듯이 잡고서 고개를 같은 방향으로 살짝 돌립니다. 왼쪽 흉쇄유돌근을 꼬집는다면 왼쪽 방향으로 고개를 돌리는 것이지요. 통증이 덜해집니다.

문지르기는 검지, 중지, 약지로 흉쇄유돌근을 아래에서 위로 원을 그리듯이 문지르면서 올라갑니다. 2가지 자극법은 모두 부드럽게 해야 효과적입니다.

뱃속이 편해야 멘탈도 강해진다

소화장애

진단

속이 더부룩하고 답답하다면

긴장하면 갑자기 배가 아파서 화장실로 달려가지 않나요? 때때로 속이 메슥거리고, 더부룩하지 않나요? 신물이 올라오거나 가슴이 쓰리고, 목에 이물질이 걸린 느낌이 들지는 않나요?

역류성 식도염을 진단 받고 제산제를 먹어도 그때뿐이거나, 오랫동안 낫지 않아서 고생하기도 합니다. 스트레스를 받으면 배가 아프고 소화가 안 되고, 과식하는 날이면 체하거나 설사와 변비에 시달립니다. 분명히 위장에 문제가 있는데, 흔한 스트레스성 질

90

병이라고만 하니 답답할 노릇입니다.

저는 목이 아픈 사람 중에서 소화가 잘 되는 사람을 본 적이 없습니다. 반대로 소화불량에 시달리는 사람 중에서 목이 안 아픈 사람도 본 적이 없습니다. 우리가 소화장애를 달고 사는 이유는 목을 풀어도 또다시 뭉쳐버리는 이유에 대한 답을 찾는 것과 같습니다. 열심히 풀어도 다시 뭉치기 일쑤인 목에 대해 환자 분들은 제게 한마디씩 합니다. "목은 어차피 다시 뭉치니까 풀어봤자 소용없는 것 아닌가요?" 정말 그럴까요?

'장내 환경'에 답이 있다

목을 풀어도 다시 뭉치는 첫 번째 이유는 자세 불균형입니다. 현대인들은 이런 자세를 많이 합니다. 다리 꼬기, 손으로 턱 괴기, 소파에 비스듬하게 누워 TV 보기, 짝다리 집고 서기, 등이 굽은 상태로 장시간 운전하기…. 틀어진 자세로 인해 체형은 불균형해져 목, 허리, 등에 반드시 영향을 미칩니다. 이는 자세를 바르게 하면 해결됩니다(192쪽 참고).

둘째는 골반 불균형입니다. 골반은 다양한 움직임에서 오는 충격을 흡수하는 역할을 합니다. 골반의 불균형으로 엉치뼈와 엉덩뼈가 만나는 엉치엉덩관절이 굳어지면 충격에 바로 노출되어, 가벼운 운동만 해도 목이 아파옵니다. 자연히 만성 요통에 시달리게 되지요. 평소 골반의 균형을 잘 잡아두어야 목의 이완 상태가 지속되고, 다시 뭉치지 않습니다.

골반의 불균형을 해결하는 방법은 단단하게 잠긴 골반을 이완시키면 됩니다. 목과 골반의 상관관계와 골반운동법에 대해서는 128~135쪽에서 자세히 다루겠습니다.

셋째, 장내 환경의 불균형입니다. 불규칙적인 식사로 위장관 기능이 저하되고, 먹어도 자극적인 인스턴트 음식을 섭취하니까 갈수록 장내 환경이 나빠집니다. 변비가 생겨 배변 활동이 나쁘면 창자에는 노폐물이 쌓여 장내 환경이 더욱 악화됩니다.

장내에 독소가 쌓이면 전신 근육이 굳고, 쉽게 피로해지며, 피부가 거칠어지고, 살이 찌기도 합니다. 이는 규칙적이고 균형 잡힌 식사로 해결할 수 있습니다.

결국 목을 풀어도 다시 뭉치는 이유는 자세, 식습관 등 생활습관 때문입니다. 하지만 장내 환경을 좋게 만들면, 이완된 목을 유지할 수 있습니다. 목은 자율신경과 연관이 깊고, 자율신경은 소화기 계통을 담당하기 때문에 목은 장과도 직접적으로 관련됩니다. 또 장은 뇌와도 연결되어 있다고 했습니다. 계속해서 뇌, 자율신경, 목, 장내 환경의 상관관계를 좀 더 자세히 살펴보겠습니다.

뇌-자율신경-목-장내 환경의 상관관계

뇌와 장은 밀접하게 연계되어 있는데, 이것을 '뇌-장축'이라고 합니다. 스트레스가 생기면 뇌에서 장으로 작용하는 신경을 매개로 하여 장내 환경이 악화됩니다. 과도하게 불안하거나 걱정스런 일이 생기면, 변비나 설사를 하는 것이 그 이유입니다.

반대로 장내 환경이 좋으면 장에서 뇌로 작용하는 신경을 매개로 하여 자율신경이 균형을 잡습니다. 그 매개신경이 바로 미주신경입니다. 앞서 언급했듯이 목이 뭉치면 미주신경의 기능이 저하되고, 그것이 장내 환경에 부조화를 가져옵니다. 이것이 바로 뇌-장축에서 목이 중요해지는 이유입니다.

이 장의 제목이 "뱃속이 편해야 멘탈도 강해진다."라고 했죠? 이른바 장트레이닝은 확실한 효과가 있습니다. 예를 들어 변비가 심하면 모든 일에 의욕이 없어지고, 무기력해지며, 기분이 꿀꿀해집니다. '자, 당장 기분을 바꿔보자.', '스트레스 따위 날려버리자!'고 마음먹더라도 강한 의지를 가지지 않은 한 무척 어렵습니다. 하지만 장의 힘을 키우면 강한 의지가 필요 없습니다. 장은 뇌로부터 지시가 없더라도 독립적으로 활동하기 때문입니다.

장이 병원균에 감염되면, 뇌의 불안감이 증가된다는 연구 결과가 있습니다. 또 식욕을 느낄 때 소화관에서 분비된 호르몬이 뇌에 관여한다는 것이 보고되고 있습니다. 최근에는 장내 세균이 뇌 기능에 영향을 미친다는 연구가 주목 받고 있으며, '뇌-장-미생물 상관'이라는 말이 제창되고 있습니다. 즉, 장내 환경은 뇌 기능에 지대한 영향을 미칩니다.

이것이 장내 환경이 좋아지면 멘탈 트레이닝이 되는 원리입니다. 장내 미생물이 스트레스를 극복할 수 있는 에너지를 주고, 스트레스에 내성이 강해지면 목이 잘 뭉치지 않게 됩니다. 따라서 우리는 목을 건강한 상태로 만들어야 합니다. 행복호르몬이라 불리는 세로토닌serotonin이라는 단어를 들어보신 적 있죠? 'sero'의 어원은 serum(점액, 장에서 분비되는 분비액들)에서 유래합니다. 즉, 행복은 뇌에 있는 것이 아니라 장에 있다는 뜻입니다.

체벽을 보면 내장기관의 이상이 보인다

어깨에는 몸의 표면과 내장기관을 연결하는 신경과 혈관이 지나갑니다. 내장에 조금이라도 이상이 생기면 그 정보가 어깨, 즉 '체벽'까지 전달됩니다. 그 혼란이 보이는 형태로 체벽에 나타나는데, 이를 '내장체벽반사'라고 합니다. 내장이 일을 너무 많이 하거나, 기능이 저하되면 자율신경계의 균형이 무너져 어깨 근육에 결림 증세가 나타납니다.

예를 들어 과식하면 목과 어깨가 걸리기도 합니다. 목이 비스듬하게 기울어지거나, 척추의 가동범위가 좁아지거나, 목과 어깨에 통증이 생기거나, 자세가 비뚤어지기도 합니다. 이처럼 내장기관의 이상이 체벽에 투영되어 운동계, 지각계, 자율계에 걸쳐 반사증후군이 나타나는 것을 연관반사라고 하며, 분류하면 다음과 같습니다.

1. 내장 ⇒ 체벽 운동의 반사

내장에서 느낀 자극에 의해 해당 체벽의 골격근이 수축되거나 굳어집니다. 이것이 곧 근육 뭉침의 원인이 되며, 내장 질환에 의한 근육성 방어입니다. 이는 자극이 전해진 피부에 대응하여 분절적으로 나타나는데, 자극이 너무 크면 그 분절에 그치지 않고 다른 분절까지 나타납니다.

2. 내장 ⇒ 체벽 지각의 반사

내장에 비정상적인 자극이 있으면, 통상적으로는 아프지 않은 부위에 통증이나 불편함이 나타납니다. 이를 연관통이라고 합니다. 명치 근처를 누르면 위장 부위가 아픕니다. 사실 위장에 통증을 느끼는 감각신경은 없습니다. 위장에 생긴 염증이더라도 위장이 아프다고 느끼는 것이 아니라, 위장 주위의 피부가 아프다고 느끼는 것이 더 정확합니다.

3. 내장 ⇒ 체벽 영양 반사

체벽 영양 반사는 장기화, 만성, 필요한 혈액이 공급되지 않아 관련 근육에 영양이 부족한 상태를 가리킵니다. 주로 위장과 심장의 피로에 의해 허리 근육이 마르거나 가늘어집니다.

4. 내장 ⇒ 체벽 자율계 반사

땀샘, 피지선, 입모근이나 말초혈관계에 투영되는 반사입니다. 내장의 피로 등에 의한 반사로, 갑자기 땀을 흘리거나 소름이 돋는 것을 말합니다.

5. 내장 ⇒ 장 반사

피로가 심장과 신장에 영향을 미치는 것을 말합니다.

목, 어깨, 허리가 아픈 것은 내부 장기의 기능과 관련됩니다. 과식 후 왼쪽 목과 어깨가 아프거나, 오른쪽 견갑골 안쪽이 당기거나, 허리 중간이 뭉치거나 오른쪽 허리가 아픈 적 있나요? 또는 단맛이 강한 음식을 많이 먹은 후 목이 뭉친 적이 있나요?

목, 어깨, 허리와 같은 근골격계 통증은 해당 부위의 근육, 뼈, 조직에 직접적인 손상이 없어도 생길 수 있습니다. 내장의 피로와 각종 질병이 목 뭉침이나 통증의 원인이 되기도 합니다.

해결

어깨를 누르면 장기의 문제를 알 수 있다

어깨 뭉침과 결림이 내장기관의 이상을 반영한다는 주장은 일본의 이소가이 기미요시礒谷 公良가 처음 제기하였으며, 그의 이름을 따 이소가이 요법으로 불립니다. 이 방법은 어깨 통증으로 장기 이상을 진단하고, 통증 부위를 치료함으로써 장기를 회복시킨다는 내용입니다.

어깨 뒤를 만져보세요. 목뼈 7번을 중심으로 어깨 좌우에 1번을 설정하고 1cm 간격으로 7번까지 눌러봅니다. 목뼈 7번은 고개를 앞으로 숙였을 때 가장 튀어나오는 뼈로, 대추혈로도 잘 알려져 있습니다. 이를 기준으로 어깨에서 팔 쪽으로 찬찬히 짚어봅니다.

1번은 관상동맥, 심근, 장, 2번은 폐, 기관지, 신장, 3번은 위, 담낭, 4번은 췌장, 5번은 비장, 6번은 간장, 7번은 부신, 전립선의 연결점들이 분포하고 있습니다. 이때 어깨의 몇 번이 뭉쳤는지에 따라 내장기관이 어디가 문제인지 알 수 있습니다.

'내장의 피로와 기능저하 때문에 체형이 불균형해졌다.', '자세가 나쁘기 때문에 내장이 쉽게 피로해진다.'는 것은 "닭이 먼저냐, 달걀이 먼저냐."와 같은 문제입니다. 내장은 피로한데 자세가 올바르거나, 자세는 나쁜데 내장이 편안한 경우는 없습니다. 이는 자세를 교정하여 내장기능을 조정하고, 내장기능을 개선하여 자세를 교정하는 치료법의 근거가 됩니다. 이밖에 장내 환경을 개선하여 목의 이완 상태를 유지하는 생활 속 팁들을 소개합니다.

1. 아침에 미지근한 물 1잔 마시기

2. 하루에 물 1∼2L 마시기

3. 술을 마실 때 최소한 취침 3시간 전, 동량의 물과 같이 마시기

4. 아침밥을 챙겨 먹어 몸의 시계유전자를 활성화하기

5. 식이섬유와 발효식품을 챙겨 먹기

6. 취침 3시간 전에 유산균 먹기

7. 변비는 꼭 치료하여 장내 독소를 제거하기

이때 체질과 증상, 성격에 맞는 한약을 복용하는 것은, 소화를 돕고자 장내 환경을 개선하는 데 매우 효과적입니다. 탕약은 자연에서 온 풀과 나무들을 물에 넣고 열로 가열하여 추출한 것입니다. 평소 섭취하지 않던 것들이 장으로 흡수되면 잠자고 있던 장내 미생물들이 활성화되고, 지나치게 항진된 장내 미생물을 죽이기도 하고, 힘없는 장내 미생물들을 북돋아주는 작용을 합니다.

대추혈

1 2 3 4 5 6 7

다음 표는 증상에 따른 일반적인 한약 처방입니다. 한의사들은 환자들이 호소하는 다른 증상과 함께 종합적으로 판단하여 처방합니다. 복용하기 전에 반드시 의사와 상담한 후 안전하게 따르시기 바랍니다.

증상	도움 되는 약재
쉽게 흥분한다. 다혈질이다. 신경질이나 짜증이 자주 난다. 과민성 피부다.	황련
상열감이 있다. 가슴이 두근거린다. 맵고 자극적인 음식을 먹으면 복통, 설사, 속 쓰림, 출혈, 혈변 등이 나타난다.	
걱정이 많다. 소심한 성격이다. 노심초사한다. 건강을 염려한다.	복령
의심이 많다. 가슴이 두근거린다. 어지럽다. 몸 어딘가가 떨린다.	
소화불량이다. 속이 메스껍다. 구역감이 있다. 배에서 소리가 자주 난다.	반하
입맛이 없다. 목에 이물감이 느껴진다. 기침, 가래가 있다. 차멀미를 한다.	
참고 속으로 삭히는 편이다. 가슴이 답답하다. 화병이 있다.	치자, 향시
가슴이 답답하다. 가슴이 꽉 막힌 듯하고, 열감이 느껴진다.	향시
서글픈 감정이 자주 든다. 속마음을 표현하지 못하고, 감정을 억누르는 편이다.	
유달리 겁이 많다. 잘 놀란다. 특정한 대상을 두려워한다.	용골, 모려
감정이 메마른 편이다. 무표정할 때가 많다. 주위 상황에 반응이 늦다.	
슬프거나 기쁘거나 좋거나 싫은 것이 없다.	

척추호흡을 익히면 무병장수한다

호흡장애

나는 제대로 호흡하고 있을까?

호흡은 크게 '척추호흡'과 '가슴호흡'으로 나눌 수 있습니다. 가슴호흡을 하는 사람은 복부에 가스가 차고, 소화불량을 느끼며, 만성피로에 시달리고, 알레르기가 심해집니다. 불안, 공황발작, 어지럼증, 두통, 정신 몽롱함, 목과 어깨의 강직과 통증, 가슴 조임과 두근거림, 등 통증, 손발 시림, 다리 통증, 근육 긴장 등에 시달리기도 합니다.

가슴호흡은 날숨으로 빠져나가는 이산화탄소에 비해 산소가

너무 조금 들어오는 과잉 호흡입니다. 이산화탄소를 너무 많이 내뿜으면 혈액이 알칼리성을 띠게 되고, 앞서 언급한 증상들이 몇 초 이내에 한꺼번에 나타날 수 있습니다. 이러한 호흡은 어렸을 때부터 익힌 잘못된 습관인 경우가 많습니다.

지금 당장 1분간 빠르게, 입으로 숨을 헐떡헐떡 쉬어보세요. 숨을 이렇게 쉬면 가슴, 목, 어깨 근육이 단단해지고, 혈액 속 이산화탄소 저하로 불안과 초조가 가중되어 호흡을 더욱 악화시킵니다. 자신이 어떻게 호흡하는지 알고 싶나요? 다음 표를 통해 자가진단해보세요.

설마 나도 가슴호흡형? - 호흡 자가진단표

다음 문항들을 읽고 해당하는 항목이 몇 개인지 체크해보세요.

평소에 입을 벌리고 다닌다.	☐
코가 항상 막힌 것 같은 느낌이 있다.	☐
입을 닫고 코로 숨을 쉬어보면 답답한 느낌이 든다.	☐
코를 심하게 곤다.	☐

아침에 일어나면 입 안이 말라 있다. ☐

운동할 때 나도 모르게 입을 벌리게 된다. ☐

머리가 자주 아프다. ☐

아래턱이 뒤로 당겨진 무턱이다. ☐

숨을 쉴 때 어깨가 들썩인다. ☐

숨소리가 거칠다. ☐

다리가 잘 붓고 어딘지 모르게 불편하다. ☐

쉽게 화를 낸다. ☐

아침에 잠을 깨우면 짜증이 난다. ☐

조금만 계단을 올라도 숨이 찬다. ☐

가슴이 답답하거나 아플 때가 있다. ☐

얼굴에 잡티가 생긴다. ☐

피부가 건조하고 가려울 때가 많다. ☐

목과 어깨가 항상 뭉쳐 있다. ☐

편도가 잘 붓거나, 어릴 때 편도 수술을 했다. ☐

몸이 추웠다 더웠다 한다.	☐
입맛이 없고, 입이 쓸 때가 있다.	☐
어지러울 때가 있다.	☐
옆구리가 결릴 때가 있다.	☐
입병이 자주 난다.	☐
마음이 자꾸 불안해진다.	☐
손발이 차고, 긴장하면 땀이 많이 난다.	☐
사소한 일에도 예민한 반응을 보인다.	☐
목이 마르거나, 목에 무언가 걸린 듯한 느낌이 든다.	☐
소화가 잘 안 된다.	☐
과호흡증후군, 공황장애로 고생한다.	☐
여성인 경우 이런 증상들이 배란기 이후에 악화된다.	☐

18개 이상 가슴호흡형입니다. 호흡에 관련된 늑간근, 사각근, 흉쇄유돌근, 전거근, 광배근 등의 뭉친 근육을 풀고, 횡격막을 이완시켜야 합니다. 필요한 경우 한약 처방을 받아야 합니다.

숨은 '코'로 쉬어야 한다

입으로 숨 쉬는 것을 구강호흡이라고 합니다. 입을 벌리고 자는 아이, 아침만 되면 신경질 부리는 아이들의 공통점은 편도가 잘 붓고, 입맛이 까다롭고, 배가 자주 아프고, 예민한 것입니다. 무엇보다 입으로 호흡하면 '아데노이드형 얼굴'로 밉게 자라게 됩니다. 얼굴이 길어지고, 무턱이 되고, 면역력이 약해집니다.

구강호흡을 하게 되는 근본적인 이유도 목에 있습니다. 목을 앞으로 빼면 턱이 아래로 당겨져 자연히 입이 벌어지니까요. 자세를 바로 하는 습관을 기르고, 틀어진 체형을 바로잡고, 목을 푸는 치료로 면역력을 높여야 건강하게 자랄 수 있습니다.

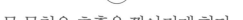

원인

목 뭉침은 호흡을 짧아지게 한다

숨은 공기空氣, 곧 기氣를 들이마시고 내쉬는 과정입니다. 코, 입에서 폐까지의 호흡을 외호흡, 혈액을 통해 폐에서 산소를 내보내고 이산화탄소를 회수하는 것을 내호흡이라고 합니다. 이것을 동양의학에서는 '기혈순환'이라고 표현합니다.

뼈가 전신세포의 칼슘대사나 호르몬대사를 조정하는 일도 넓은 의미에서는 기혈순환에 해당합니다. 지구에 밀물과 썰물이 있고 하루에 밤낮이 있는 것처럼 인체에도 고유한 흐름이 있습니다. 뇌척수액의 순환입니다. 그 흐름은 느낄 수 없지만 또 하나의 원초적 호흡입니다.

따라서 목과 호흡은 관련이 깊습니다. 목을 앞으로 빼면 등이 굽고, 가슴과 배는 압박을 받아 심장과 내장기관의 기능이 떨어집니다. 이때 폐와 횡격막도 압박을 받게 되는데, 이는 생명 유지에 결정적인 역할을 하는 호흡을 짧고 얕게 만들어 수명을 단축시킵니다. 목을 뒤로 당기고, 등뼈를 바로 세우고, 항문에 힘을 주고, 골반을 움직여 자세를 바로 하고, 척추호흡을 하는 것이 장수의 비결입니다.

호흡에 문제가 있다면 목과 골반 조정부터!

횡격막에 분포하는 횡격막신경은 목뼈 3, 4, 5번에서 내려오고 허리뼈 2, 3번에서 올라옵니다. 뇌와 척수를 싸고 있는 경막은 목뼈 1번과 골반을 구성하는 엉치뼈 2번에 부착됩니다. 목과 골반이 중요한 이유입니다. 호흡은 폐와 뇌척수액의 순환인데, 이는 목, 허리, 골반의 조정으로 그 기능을 정상화해야 우리가 제

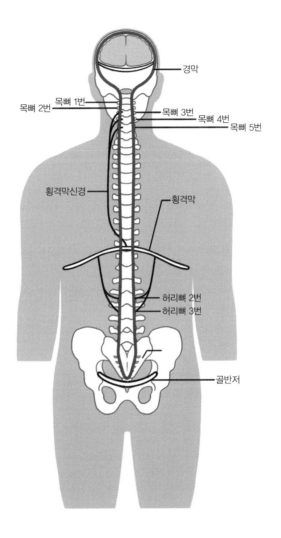

경막

목뼈 2번　목뼈 1번

목뼈 3번

목뼈 4번

목뼈 5번

횡격막신경

횡격막

허리뼈 2번

허리뼈 3번

골반저

호흡은 폐와 뇌척수액의 순환인데, 이는 목, 허리, 골반의 조정으로 그 기능을
정상화해야 우리가 제대로 숨 쉴 수 있게 됩니다.

대로 숨 쉴 수 있게 됩니다. 숨을 바르게 쉬어야 인체의 자연치유력이 높아져 과호흡증후군, 공황장애, 천식이 치료됩니다. 따라서 목과 골반을 바로 한 상태에서 항문에 힘을 주고, 느리고 깊게 숨 쉬는 것이 훌륭한 호흡법입니다.

횡격막신경은 주로 목뼈 4번에 분지하기 때문에 호흡이 문제가 된다면 목뼈 4번을 교정해야 합니다. 입을 크게 벌려보세요. 한쪽 턱의 움직임이 뻑뻑하거나 뼈가 걸리는 느낌과 함께 딱 소리가 난다면, 목뼈 4번과 5번 사이의 관절에 이상이 있다는 뜻입니다.

목뼈 4번은 목뼈 7개 중에서 가운데에 위치하며, 목을 뒤로 젖혔을 때 안쪽으로 가장 많이 들어가는 부분입니다. 목뼈 4번은 목의 움직임에서 중심을 이루므로, 평소 뭉치지 않도록 각별히 관리해야 합니다.

척추호흡을 배우기 전에 목뼈부터 교정해야 합니다. 다음은 목뼈 4번을 이완하고 바로잡는 운동법입니다.

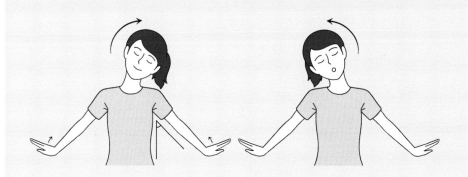

① 양팔을 45° 벌려서 양옆으로 뻗습니다.

② 손목을 꺾어 손등이 위를 향하게 합니다.

③ 숨을 내쉬면서 목을 왼쪽으로 기울입니다. 오른팔이 당기며 아플

수 있습니다.

④ 편안하게 숨을 들이쉬면서 최대한 천천히 원래대로 돌아옵니다.

⑤ 반대쪽도 실시합니다.

⑥ 좌우 각각 3회를 1세트로 하고 총 5세트 반복합니다.

척추호흡을 하면 수명이 길어진다

우리 몸의 긴장은 손끝과 발끝에서 출발합니다. 안 좋은 자세와 반복된 손발의 노동이 온몸을 긴장시키지요. 이렇게 긴장에 연쇄가 일어나면 호흡이 점차 얕아집니다. 결국 몸이 긴장하는 부위를 이완시켜야 척추호흡을 할 수 있습니다. 그 해소법은 다음과 같습니다.

얕은 호흡의 원인	해소법
손끝과 발끝에 힘이 들어감 ⇩ 어깨와 고관절에 긴장의 연쇄가 발생 ⇩ 호흡의 중추인 체간에 긴장이 전달 ⇩ 얕은 호흡	손발 털기와 손목, 발목 돌리기 어깨와 고관절 돌리기 목을 풀어 체간 이완하기 깊고 느리게 숨 쉬는 척추호흡

몸의 긴장을 풀면 준비 운동이 끝났습니다. 올바른 뼈 구조를 유지해야, 깊은 호흡을 할 수 있고 몸에 필요한 에너지를 충분히 얻을 수 있습니다. 뼈는 골수에서 혈액을 만들어내고, 전신에 칼슘을 공급하는 일을 합니다. 혈액이 알칼리화되면 칼슘이 소변으로 더 많이 손실되고, 이는 근육이나 신경의 기능을 저하시키는 악순환을 가져옵니다. 척추호흡을 하려면 동시에 뼈를 자극해야 합니다.

뼈를 자극하는 가장 좋은 방법은 '걷기'입니다. 실내에서는 '무릎으로 기기'로 대신해도 좋습니다. 얕은 가슴호흡을 척추호흡으로 바꾸는 4가지 교정법을 소개합니다.

1. 누워서 복식호흡 하기

호흡하는 시간을 점점 늘려갑니다. 3초부터 시작해서 20초까지 늘립니다. 들이마시기 20초, 내쉬기 20초, 숨 참기 20초를 하면, 1분에 한 호흡을 할 수 있게 됩니다.

① 누워서 양무릎을 세우고, 발을 어깨너비만큼 벌립니다.

② 양손을 배꼽 아래에 가지런히 놓고, 의식을 단전에 가 져갑니다.

③ 숨을 3초간 내쉬면서 배가 들어가게 합니다. 이때 허리 는 바닥에 붙이고, 꼬리뼈를 가볍게 들어 올립니다. 항 문을 조이면 더 좋습니다.

④ 숨을 3초간 참습니다.

⑤ 숨을 3초간 들이쉬면서 허리를 살짝 들어올리고 꼬리 뼈를 바닥에 붙입니다.

⑥ 힘을 최대한 빼고 합니다. 10회 반복합니다.

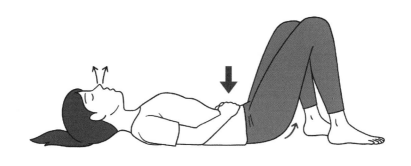

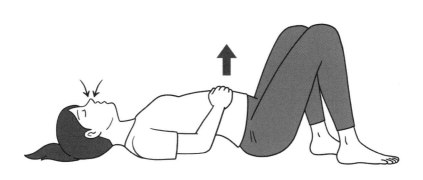

2. 고양이자세로 숨 쉬기

횡격막과 척추를 편안하게 이완시키는 호흡입니다. 척추가 유연하면 호흡이 깊어집니다.

① 기어가는 자세에서 양손과 양무릎을 어깨너비만큼 벌립니다.

② 숨을 3초간 들이쉬면서 머리를 뒤로 젖히고 등허리를 자연스럽게 폅니다.

③ 숨을 3초간 참으면서 머리와 골반을 앞으로 천천히 밀면서 움직입니다.

④ 숨을 3초간 내쉬면서 머리를 숙이고 골반을 뒤로 밀어냅니다. 손으로 바닥을 밀면서 등을 위로 들어 올립니다. 머리, 척추, 골반이 하나로 움직이는 것을 의식합니다.

⑤ 10회 반복합니다. 호흡 시간을 점점 늘려갑니다.

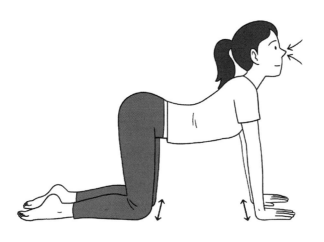

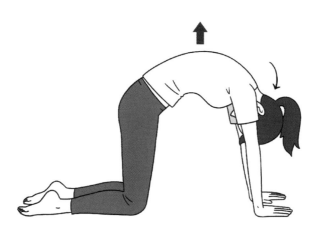

3. 플랭크자세로 숨 쉬기

근력이 약한 사람, 특히 여성에게 필요한 호흡법입니다. 유지 시간을 늘릴수록 속근육이 강화되는 효과가 있습니다.

① 양손은 주먹을 쥐고 양팔을 어깨너비만큼 벌려서 바닥에 내려 놓습니다. 팔꿈치의 각도는 90°입니다.

② 엎드린 자세에서 무릎을 펴고 발 앞부분으로 몸을 지지합니다.

③ 머리부터 발끝까지 일직선이 되도록 유지합니다.

④ 허리가 아래로 처지지 않도록 배꼽을 위로 당기면서 복부에 힘을 줍니다.

⑤ 자세를 유지한 채 최대한 편안하게 호흡합니다.

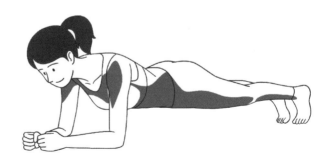

4. 8자 모양으로 골반 돌리며 숨 쉬기

만성 요통에 시달리는 사람에게 도움이 됩니다. 골반을 앞뒤, 양옆으로 움직이면 골반저와 횡격막이 연동하여 깊은 호흡이 편하고 자연스러워집니다.

① 앞뒤, 양옆으로 골반을 돌립니다.
② 숨을 들이쉬면서 앞으로 돌리고, 숨을 내쉬면서 골반을 뒤로 돌립니다.
③ 손목, 발목 등 우리 몸의 모든 관절을 다 돌려봅니다.
④ 한 동작을 1분씩 반복합니다.

우리 몸의 모든 관절은 8자 모양으로 돌리면 다 풀어집니다. 8자 돌리기는 몸속 기운을 잘 돌게 하기 때문입니다. 골반뿐만 아니라 무릎, 발목, 어깨, 목 관절도 일상에서 틈틈이 돌려주세요.

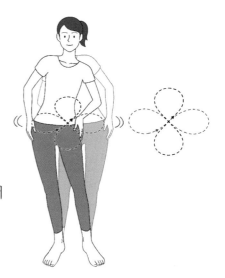

고개를 들고 가슴을 활짝 펴고
깊고 느리게 숨을 쉬어보세요.
바른 몸에서 바른 숨이 나옵니다.

숨에 집중하여 마음을 고요하게 하면
숨도, 마음도 모두 평안해집니다.

숨결이 골라야 살결이 부드러워지고
뼈가 바로 섭니다.
이것을 환골탈태라고 합니다.

성형외과 가기 전에 목부터 풀어라

안면비대칭

코가 휘어져 있으면 척추가 틀어진 것?

미남, 미녀로 손꼽히는 배우들을 보면 얼굴이 거의 완벽하게 대칭을 이루고 있습니다. 사실 그런 사람은 극소수이고 보통 짝눈이거나, 코가 한쪽으로 휘거나, 아래턱이 어긋나 비대칭이지요. 하지만 일상생활에 지장이 없고, 통증도 없어서 얼굴이 미세하게 틀어진 줄 모르거나 알더라도 대수롭지 않게 여깁니다.

'콧대'는 몸의 대들보인 척추 상태를 보여줍니다. 콧대를 똑바로 하면 척추와 체간을 정렬할 수 있고, 콧방울과 콧구멍의 좌우

차, 골반, 머리, 4지의 이상을 교정할 수 있습니다. '입술'이나 '턱'은 치골과 관계가 있어 한쪽이 틀어지면 다른 쪽도 틀어집니다. 골반의 상태와도 관계가 깊은데, 인체에서 골반이 왜곡되면 고관절, 생식기, 하지에도 영향을 미칩니다. 다음 그림은 골반의 비틀어짐으로 인해 다리 길이의 차이, 어깨뼈의 좌우 차, 안면골의 비대칭이 일어나는 과정을 단적으로 보여줍니다. 안면비대칭과 함께 주로 나타나는 증상은 다음과 같습니다.

- 두개골 변형: 두통, 기억력 장애, 어지럼증
- 턱관절 변형: 잇몸 질환, 턱관절의 습관적 탈구
- 목뼈의 변형: 목디스크, 갑상선 질환, 오십견, 손 저림, 틱장애, 사경증
- 골반의 변형: 허리디스크, 자궁 질환, 전립선 질환, 야간뇨

카메라를 셀프 모드로 놓고 얼굴 사진을 찍어본 적 있나요? 눈의 높이가 다르거나, 눈 크기와

모양이 같지 않거나, 광대뼈 높이에 차이가 있거나, 눈썹, 코, 턱, 입술, 눈썹이 한쪽으로 비틀어지지는 않았나요? 웃을 때 입꼬리가 한쪽만 올라가지는 않나요? 만약 비대칭이 보인다면, 다음 표를 보고 자가진단해보세요.

내 얼굴은 틀어졌을까? – 안면비대칭 자가진단표

다음 문항들을 읽고 해당하는 항목이 몇 개인지 세어보세요.

눈의 좌우 높이나 크기가 다르다.	☐
코가 휘어져 있다.	☐
입술의 높낮이가 다르거나, 한쪽으로 치우쳐 있다.	☐
어깨의 좌우 높이가 다르다.	☐
갈비뼈의 좌우 높이가 다르다.	☐
골반이 비뚤어져 다리 길이가 다르다.	☐
O다리 또는 X다리다.	☐
누워서 양무릎을 세워 좌우로 넘겨보면, 넘어가는 각도에 좌우 차가 난다.	☐

입을 벌릴 때 턱에서 소리가 난다. □

귀에서 소리가 날 때가 있다. □

귀지를 청소할 때 좁은 쪽이 있다. □

콧구멍의 좌우 모양과 크기가 다르다. □

치아가 부정교합이다. □

치아를 교정했거나, 교정할 계획이다. □

이마 또는 뒤통수 모양이 틀어져 있다. □

배꼽이 한쪽으로 삐뚤어져 있다. □

치마가 자꾸 한쪽으로 돌아간다. □

가방을 한쪽 어깨로만 멘다. □

전화 통화할 때, 한쪽으로 고개를 젖히고 통화한다. □

만성 요통이 있다. □

8자 주름의 어느 한쪽이 더 진하다. □

미간 주름이 진하거나, 어느 한쪽이 더 진하다. □

증명사진을 찍을 때, 사진기사가 고개를 바로잡아준다. □

이갈이를 한다.	☐
짝다리로 서 있을 때 편하다.	☐
등이 굽어 있다.	☐
손이 저릴 때가 있다.	☐
목과 어깨가 항상 뭉쳐 있다.	☐
얼굴이 잘 붓는다.	☐
여성인 경우 한쪽 가슴이 처져 있고, 좌우 크기가 다르다.	☐

5개 이하 정상 범위에 있습니다.

6개 ~ 18개 경증 비대칭 얼굴입니다.
목풀이 운동으로 개선할 수 있습니다.

19개 이상 중증 비대칭 얼굴입니다. 적절한 치료를 받아야 합니다.

인체는 머리부터 발끝까지
모두 연결되어 있습니다.
너무도 당연한 사실인데, 우리는 그 사실을
자주 잊어버리는 것 같습니다.
치료할 때도 아픈 곳만 보니까요.

단단하게 굳은 골반을 해방시키고
굳어 있는 목을 이완시켜봅시다.
온몸의 문제가 해결됩니다.

우리가 얼짱 각도를 찾는 이유

거울에 보이는 내 얼굴은 남이 보는 내 얼굴과 같을까요? 사람들은 남이 찍어준 사진을 보면서 내 모습과는 약간 다르다고 생각합니다. 소위 '얼짱 각도'라고 불리는 특정한 각도를 찾는 것도 안면비대칭이 심하다는 증거입니다. 왼쪽과 오른쪽 중 선호하는 얼굴이 극명하게 다르다는 것이니까요.

안면비대칭은 오장육부의 기능이 조화롭지 않거나, 뇌척수액의 순환에 이상이 있거나, 교통사고 등의 외상을 입었거나, 잘못된 자세로 몸의 균형이 깨지면 발생합니다. 턱을 앞으로 빼면 등이 굽어 거북목이나 일자목이 되고, 가슴과 엉덩이가 처지고, 배와 무릎이 나오면서 인체의 중심선이 틀어집니다. 특히 턱은 아래로 당겨져 무턱이 되고, 턱살이 붙고, 얼굴이 점차 커집니다. 이러한 문제를 해결하려면 목을 바로 하는 것이 좋습니다.

사실 제가 처음부터 안면비대칭을 교정했던 것은 아닙니다. 환자들의 목을 풀다 보니 그들의 안색이 밝아지고, 눈의 충혈이 줄어들고, 시력이 좋아지는 부수적 효과가 따랐습니다. 치료를 거듭할 때마다 환자들을 보면서 '지난번보다 얼굴이 어딘지 모르게 좋아졌는데?' 하는 느낌을 받았습니다. 치료 전후를 비교하면서 안면비대칭이 개선되었다는 것을 확인할 수 있었지요. 어떻게 이럴 수 있을까요?

원인은 '골반'에 있다

골반은 허리뼈, 목뼈와 관계됩니다. 가장 흔한 몸의 부정렬 상태는 이렇습니다. 왼쪽 골반이 뒤로 쏠리고, 오른쪽 골반이 앞으로 쏠려 있습니다. 또 다리 길이는 오른쪽이 짧아진 형태입니다. 99%의 사람들이 이런 형태라고 해도 과언이 아닙니다. 또한 목뼈 1번이 대부분 왼쪽으로 틀어져 있습니다.

골반이 앞으로 쏠린 골반전경형은 주로 젊은 여성에게서 자주 나타납니다(66쪽 참고). 하이힐을 즐겨 신거나, 근력이 약한 경우에 더 자주 보입니다. 좀 더 자세히 살펴보면 흉곽이 들려 있고, 정면에서 볼 때 손등이 많이 보이며, 어깨는 앞으로 말려 오십견 같은 어깨 질환을 유발하는 원인이 됩니다. 또한 무릎이 앞으로 굽어 무릎 질환이 생기고, 종아리는 뒤로 빠지면서 과신전됩니다.

골반이 뒤로 쏠린 골반후경형은 나이가 많은 사람이나 허리를 굽히고 일하는 사람에게서 자주 나타납니다. 무릎이 점차 굽고 관절염과 종아리 통증을 유발합니다. 이처럼 골반은 우리 몸에서 중심을 잡아주는 역할을 하며, 몸에서 인대가 가장 많은 곳입니다. 그만큼 움직임이 많다는 증거입니다.

골반이 틀어지면 당연히 목이 틀어지고, 주위 근육들도 뭉치게 됩니다. 이것이 목을 풀어도 다시 뭉치게 되는 구조적 이유입니다. 목풀이를 할 때 골반부터 바로잡고 이완시켜야 하며, 일상생활에서도 골반을 자주 풀어주어야 목이 다시 뭉치지 않습니다. 골반과 목을 바로잡으면 턱관절의 문제는 자연스럽게 해결됩니다. 가벼운 안면비대칭은 바로 해결되지요.

뇌척수액이 머리에서 골반까지 순환하고 있어, 몸의 기능적 부조화도 일정 부분 바로잡습니다. 즉, 목 교정만으로 자율신경이 균형을 잡고 안정될 수 있습니다. 골반 뼈를 잠금해제하면 허리와 하지 부위의 통증이 해소되고, 몸이 유연해지며, 목에도 영향을 미칩니다. 자세만 바로 해도 얼굴이 변하며, 전신 균형을 회복하면 몸이 건강해집니다. 다음 페이지에서 골반을 이완하는 셀프 관리법을 알려드리겠습니다.

굳은 골반을 풀면 얼굴이 예뻐진다!

인체가 머리부터 발끝까지 모두 연결되어 있는 것은 너무도 당연한 사실인데, 우리는 그 사실을 자주 잊어버리는 것 같습니다. 치료할 때도 아픈 곳만 보니까요. 단단하게 굳은 골반을 해방시키고 굳어 있는 목을 이완시켜봅시다. 온몸의 문제가 해결됩니다.

1. 무릎 세워 좌우로 비틀기

① 누워서 양팔을 벌리고 무릎을 세웁니다.

② 상체는 고정하고 숨을 내쉬면서 무릎을 왼쪽으로 천천히 돌립니다. 고개는 오른쪽으로 향합니다.

③ 가장 편안한 지점에서 3~5초간 정지합니다. 돌아올 때 숨을 들이마십니다.

④ 반대쪽도 실시합니다.

⑤ 좌우 각각 3회를 1세트로 하고 총 3세트 반복합니다.

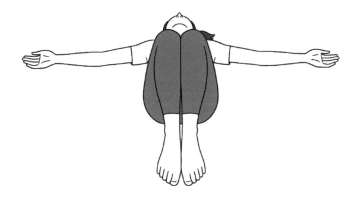

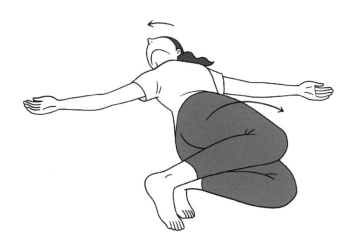

2. 다리 벌린 채 무릎 세워 좌우로 비틀기

① 누워서 양팔을 벌리고 무릎을 세웁니다.

② 상체는 고정하고 양발을 최대한 벌립니다.

③ 숨을 내쉬면서 무릎을 왼쪽으로 천천히 돌립니다. 고개
   는 오른쪽으로 향합니다.

④ 가장 편안한 지점에서 3~5초간 정지합니다. 돌아올
   때 숨을 들이마십니다.

⑤ 반대쪽도 실시합니다.

⑥ 좌우 각각 3회를 1세트로 하고 총 3세트 반복합니다.

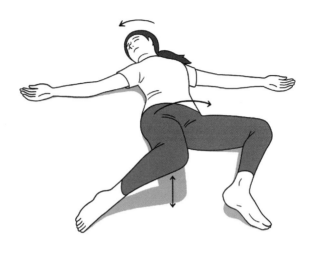

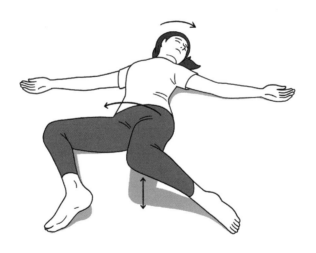

3. 한쪽 골반 들어 올리기

① 누워서 왼쪽 무릎을 굽혀 세우고, 오른발을 구부려 왼 발 뒤꿈치 뒤에 놓습니다.

② 숨을 들이쉬면서 왼쪽 엉덩이를 천천히 들어 올립니다.

③ 5~7초간 유지했다가, 순간적으로 숨을 내쉬며 엉덩이 를 바닥에 쿵 떨어뜨립니다.

④ 반대쪽도 실시합니다.

⑤ 좌우 각각 3회씩 1세트를 하고 난 뒤, 깊고 느리게 3번 호흡하며 휴식합니다. 총 3세트 반복합니다.

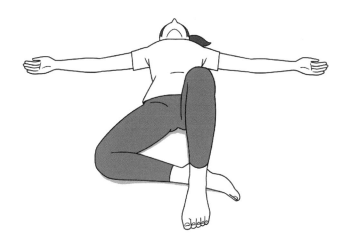

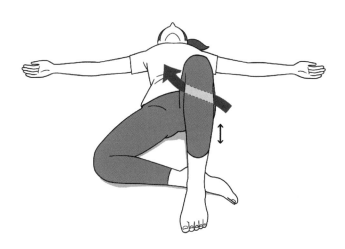

4. 엎드려서 한쪽 골반 들어 올리기

① 엎드려서 왼쪽으로 고개를 돌립니다.

② 왼손은 얼굴 앞에 두고 오른팔은 몸통 옆에 뻗어 놓습니다.

③ 왼쪽 다리를 구부려 왼발을 오른쪽 무릎 부위에 갖다 댑니다.

④ 숨을 들이쉬면서 왼쪽 무릎을 끌어당겨 왼쪽 엉덩이를 천천히 들어 올립니다.

⑤ 5~7초간 유지했다가, 순간적으로 숨을 내쉬며 엉덩이를 바닥에 쿵 떨어뜨립니다.

⑥ 반대쪽도 실시합니다.

⑦ 좌우 각각 3회씩 1세트를 하고 난 뒤, 깊고 느리게 3번 호흡하며 휴식합니다. 총 3세트 반복합니다.

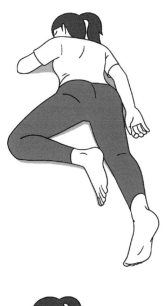

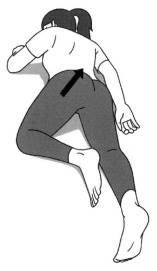

안면비대칭을 치료하겠다고 얼굴 근육에만 조작을 가하는 것은 한계가 명확합니다. 진정한 안면비대칭 치료는 두개골이 변화해야 하고, 그러려면 목과 골반을 바로잡아야 하지요. 콧대가 바로 서야 고관절이 편안해지고, 고관절을 자극하면 콧구멍이 둥글어지는 원리입니다.

목을 바로잡아 안면비대칭이 치료되면 체형이 교정될 뿐만 아니라 여드름과 비염이 치료되는 효과도 볼 수 있습니다. 또한 목이 길어지고, 피부색이 밝아지며, 가슴이 커지고, 배가 들어가는 미용 효과도 거둘 수 있습니다. 흔히 작은 얼굴을 갖기 위해 얼굴에 있는 뼈를 만지는데요. 사실 굽은 등을 펴면 얼굴은 자연스럽게 작아집니다. 3부에서는 언제 어디서나 쉽게 뭉친 목을 풀고 굽은 등을 펴는 목풀이 운동법을 알려드리겠습니다.

하루
10분만
목을 풀어라!

3부

일곱 단계 목풀이 운동을 따라 하면
10분 만에 온몸이 날아갈 듯 시원해집니다.

폴더폰
호흡

사각근은 우리가 숨을 들이마실 때 갈비뼈를 들어 올리는 역할을 합니다. 그런데 일자목 또는 거북목이거나, 무리한 운동으로 사각근이 손상되면 호흡할 때 갈비뼈가 들어 올려지지 않고, 호흡이 얕아집니다. 호흡이 얕고 빠르면 목이 뭉칠 수밖에 없습니다. 폴더폰 호흡으로 사각근과 척추, 온몸을 이완하여 바르게 호흡하는 연습을 해보세요.

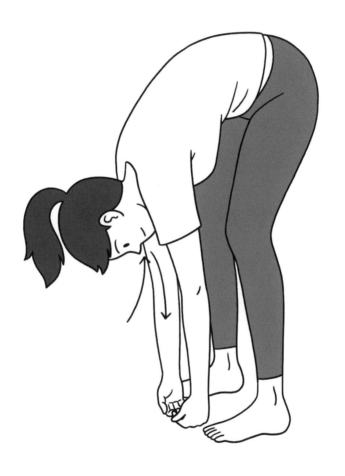

방법

① 양발을 어깨너비만큼 벌리고 서서 허리, 등, 목 순서로 상체를 숙입니다.

② 목에 힘을 완전히 뺀 채 양팔을 자연스럽게 아래로 늘어뜨립니다.

③ 30초에서 2분간 코로 숨을 깊고 느리게 쉽니다. 시간을 차츰 늘려갑니다.

④ 상체를 일으킬 때는 목, 등, 허리 순서로 일어납니다.

효과

목이 중력에 의해 자연스럽게 견인되면서 뭉친 근육이 풀어집니다. 횡격막에 적절한 자극이 가해져 호흡의 리듬이 좋아지고, 척추의 긴장이 풀리며, 목과 뒷다리의 근육이 이완되고, 혈액순환이 원활해집니다.

주의사항

허리가 안 좋은 사람은 의자에 앉아서 상체만 숙인 채 호흡합니다. 또는 누워서 호흡해도 좋습니다. 핵심은 몸에 힘을 뺀 채 깊고 느리게 숨 쉬는 것입니다.

흔히 가늘고 긴 목이 아름답다고 말하지만
건강한 목은 아닙니다.
두껍고 짧으며, 어깨가 올라가 보이는 목은
목과 어깨 부위의 승모근이 굳었다는 뜻입니다.

목 둘레는 성인 남자 37cm,
성인 여자 33cm 정도가 적당합니다.
목 길이와 둘레에 균형이 잡혀 있는 목이
보기에도 좋고, 건강한 목입니다.

2단계

거북목 교정하는
턱 당기기

목은 무조건 숙이지 않는 것이 좋습니다. 컴퓨터로 작업을 많이 하는 사람은 모니터 받침대를 써서 모니터를 눈높이보다 5~10° 높게 둡니다. 책상에 앉아 공부하는 사람은 독서대를 사용해 고개를 들고, 등을 바로 세워서 책을 읽도록 합니다. 스마트폰을 사용할 때는 눈높이에 맞춰 들고 시선은 정면을 향합니다. 평소에는 턱 당기기를 통해 허리를 세우고, 가슴을 활짝 편 바른 자세를 익혀보세요.

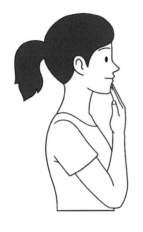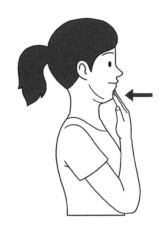

방법

① 앉거나 선 자세로 시선은 정면을 향합니다.

② 가슴을 펴고 어깨에 힘을 뺍니다.

③ 검지, 중지, 약지로 턱을 몸 쪽으로 밉니다.

④ 15초간 유지합니다. 5회 반복합니다.

효과

턱 당기기 운동으로 척추가 한번에 바로 섭니다. 인형뽑기 기계의 손잡이가 인형을 끌어올리듯 누군가 위에서 머리를 잡아당기고 있다고 의식하면 더욱 바른 자세가 완성됩니다.

심신의 균형을 살리는
혈자리 지압

혈자리를 지압하여 자율신경을 이완시켜봅니다. 혈자리는 아프게 누르지 말고, 손가락으로 지그시 눌러 풀어줍니다. 이때 호흡은 최대한 깊고 느리게 쉽니다.

방법

손가락, 손목, 팔, 어깨 순으로 풀어봅니다. 아픈 혈자리가 있거나 따라 하기 어려운 동작이 있으면 틈틈이 반복합니다. 내 몸을 진단하면서 동시에 치료할 수 있습니다.

· 손끝 자극하기

왼쪽 손가락 끝을 오른손 엄지와 검지로 하나씩 꽉 쥐고 비비듯이 눌러줍니다. 반대쪽도 실시합니다. 열손가락 중에서 특히 아픈 곳이 있으면 그곳을 흐르는 경락에 문제가 있는 것입니다. 더 오래 신경 써서 풀어주면, 온몸의 자율신경계를 안정시키고 면역력을 높일 수 있습니다.

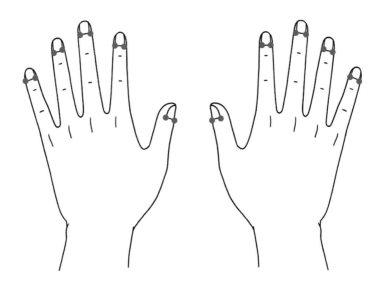

· 팔사혈 자극하기

손가락뼈 사이에 있는 팔사혈은 응급 상황에서 자주 사용되는 중요한 경혈입니다. 왼손의 팔사혈을 오른손 엄지와 검지로 하나씩 꽉 쥐고 비비듯이 눌러줍니다. 반대쪽도 실시합니다. 여덟 경혈 중 아픈 곳이 있으면 더 오래 신경 써서 풀어줍니다.

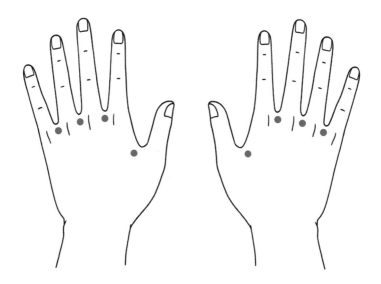

· 손의 주요 혈 자극하기

어제, 노궁, 소부, 후계, 중저, 합곡을 꾹꾹 눌러보세요. 아픈 곳
은 더 오래 신경 써서 풀어줍니다.

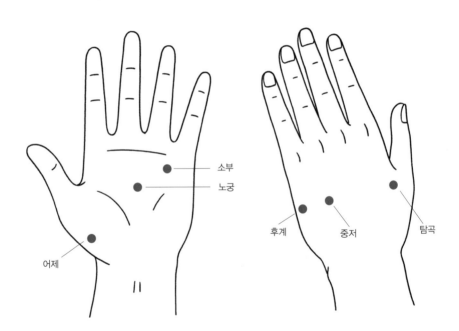

손목

· 손목의 주요 혈 자극하기

태연, 대릉, 신문을 꾹꾹 눌러보세요. 각 혈자리를 누른 채 손목
을 굽혔다 폈다 반복합니다. 아픈 곳은 더 오래 신경 써서 풀어
줍니다.

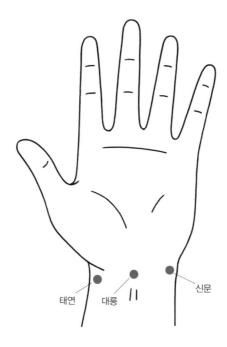

태연   대릉   신문

· 손목, 팔꿈치, 어깨관절을 제자리로 되돌리기

① 엄지손가락과 손목 사이의 가장 튀어나온 손목뼈를 손 배뼈라고 합니다. 왼손의 손배뼈를 오른손의 엄지로 지 그시 누르고 나머지 손가락은 손목을 감싸 줍니다.

② 팔꿈치를 접어 팔을 굽혔다가, 펴면서 팔을 안쪽으로 비틉니다.

③ 5회 반복합니다.

④ 반대쪽도 실시합니다. 손목과 어깨 관절은 최대한 힘을 빼고 부드럽게 합니다.

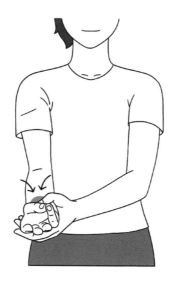

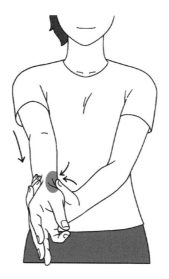

· 팔 근육 이완하기

팔에 있는 주요 혈자리를 소개합니다. 하나씩 눌러보고, 아픈 곳은 더 오래 신경 써서 풀어줍니다.

① 수삼리를 누른 채 팔꿈치를 굽혔다 폈다 5회 반복합니다.

② 영도–소해의 중간을 누른 채 팔꿈치를 굽혔다 폈다 5회 반복합니다.

③ 곡지를 누른 채 팔꿈치를 굽혔다 폈다 5회 반복합니다.

④ 척택을 누른 채 팔꿈치를 굽혔다 폈다 5회 반복합니다.

⑤ 소해를 누른 채 팔꿈치를 굽혔다 폈다 5회 반복합니다.

⑥ 천정을 누른 채 팔꿈치를 굽혔다 폈다 5회 반복합니다.

⑦ 수오리를 누른 채 팔꿈치를 굽혔다 폈다 5회 반복합니다.

⑧ 청령을 누른 채 팔꿈치를 굽혔다 폈다 5회 반복합니다.

⑨ 청랭연을 누른 채 팔꿈치를 굽혔다 폈다 5회 반복합니다.

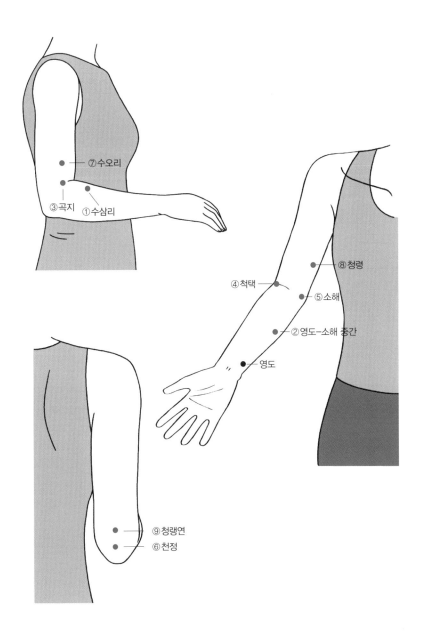

⑦수오리

③곡지

①수삼리

④척택

⑧청령

⑤소해

②영도-소해 중간

영도

⑨청랭연

⑥천정

어깨

· 가슴 근육 이완하기

① 왼팔을 든 채 팔꿈치를 접어 손끝이 가슴 쪽으로 향하게 합니다.

② 왼쪽 팔과 가슴이 맞닿는 소흉근(작은 가슴근육)을 오른손으로 꼬집듯이 잡습니다.

③ 팔을 수평으로 뻗었다가 굽히기를 5회 반복합니다.

④ 반대쪽도 실시합니다.

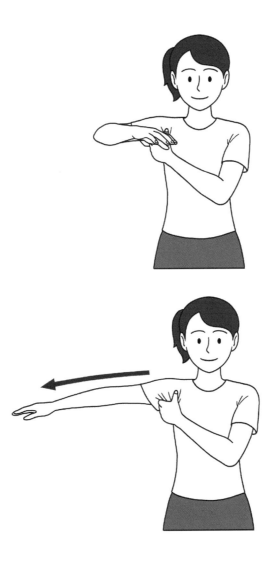

· 겨드랑이 근육 이완하기

① 왼쪽 겨드랑이 뒤쪽 근육(대원근, 광배근)을 오른손으로 꼬집듯이 잡습니다.

② 팔을 수직으로 올렸다가 내리기를 5회 반복합니다.

③ 반대쪽도 실시합니다.

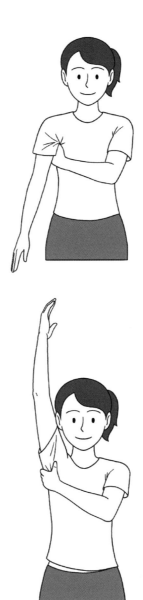

· 어깨뼈 이완하기

① 손등이 서로 맞닿도록 어깨를 최대한 앞으로 모읍니다.

② 어깨를 앞에서 뒤로 최대한 크게 돌립니다.

③ 날개뼈를 최대한 짜주듯이 모으고, 양손은 뒷주머니에 손을 집어넣듯이 밑으로 뻗습니다.

④ 5회 반복합니다.

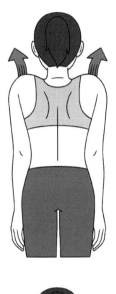

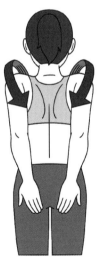

· 굽은 등 교정하기

① 양팔을 45° 벌리고 팔꿈치를 살짝 접어 손바닥을 위를 향합니다.

② 양손은 문 손잡이를 쥐고 돌린 것처럼 바깥으로 회전합니다.

③ 목은 가볍게 젖히고, 가슴을 활짝 펴면서 45° 각도로 양 팔을 위를 향해 뻗습니다.

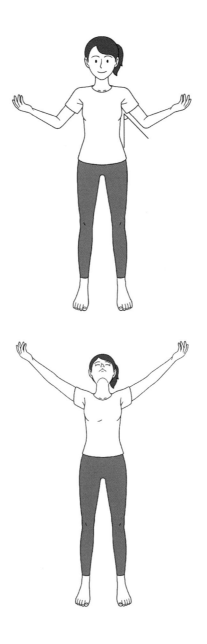

날아갈 듯 시원해지는
목 근육 풀기

목이 날아갈 듯 시원해지는 목 근육 지압과 목 주변의 근육을 강화하는 운동법을 소개합니다. 1번만 따라 해도 목이 개운해 져요.

· 목 근육 풀어주기

방법

－사각근 누르기

① 오른쪽 중지로 왼쪽 사각근을 누릅니다. 흉쇄유돌근 바로 뒤에 있는 사각형 근육입니다.

② 왼쪽 대각선 방향으로 고개를 천천히 움직입니다.

③ 5회 반복합니다. 반대쪽도 실시합니다.

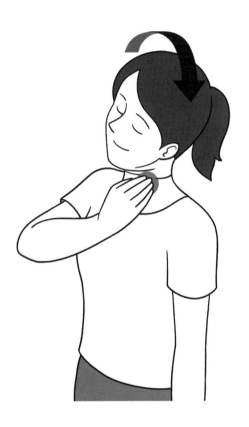

-견갑거근 누르기

① 오른쪽 검지, 중지, 약지로 왼쪽 견갑거근을 부드럽게
   누릅니다. 목 뒤쪽에 위치한 어깨올림근입니다.

② 그 상태에서 어깨를 뒤로 1바퀴 돌려줍니다.

③ 5회 반복합니다. 반대쪽도 실시합니다.

효과

목 근육을 풀어줄 때는 최대한 부드럽게 누르는 것이 좋습니다.

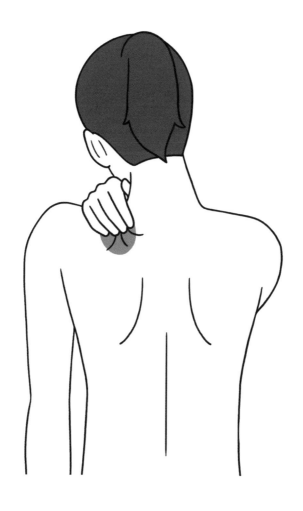

· 목 근육 이완하기

① 목이 움직이려는 방향에 손을 대고 버팁니다.

② '음' 하고 숨을 내쉬면서 머리를 미는 힘만큼 손으로 버팁니다.

③ 앞뒤, 양옆, 회전 방향 순으로 실시합니다.

④ 한 동작을 10초씩 3회 반복합니다.

효과

목 근육의 이완과 강화를 동시에 할 수 있는 효과적인 운동입니다. 힘을 너무 세게 주지 말고, 내가 줄 수 있는 힘의 30% 정도만 쓰세요. 한 동작을 하고 난 뒤, 2초간 쉬었다가 반복하면 더 효과적입니다.

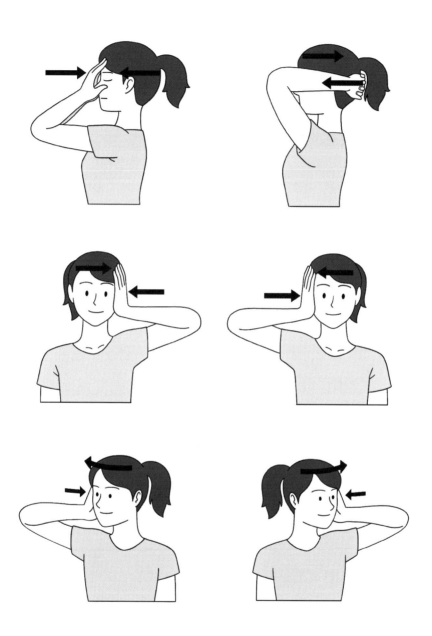

짱짱한 목 근육 만들기

목은 눕지 않는 한 쉴 수 없습니다. 목을 최대한 편하게 하여 목을 쉬게 하면서 효과적으로 목 근육을 짱짱하게 만들어보세요.

방법

① 침대 끝에 바로 누워 어깨 선이 침대 끝과 나란하게 합니다. 목 아래에 수건을 둥글게 말아 넣습니다.

② 머리를 뒤로 떨군 채 10초간 유지하고, 다시 들고서 10초간 유지합니다. 3회 반복합니다.

③ 머리를 왼쪽 대각선 방향으로 비스듬하게 떨군 채 10초간 유지하고, 다시 들고 10초간 유지합니다. 3회 반복합니다.

④ 머리를 오른쪽 대각선 방향으로 비스듬하게 떨군 채 10초간 유지하고, 다시 들고 10초간 유지합니다. 3회 반복합니다.

⑤ 엎드려서 머리를 아래로 떨군 채 10초간 유지하고, 다시 들고 10초간 유지합니다. 3회 반복합니다.

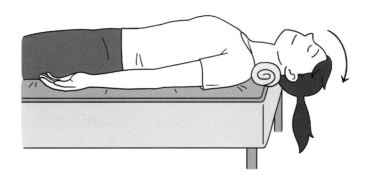

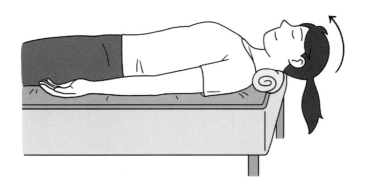

효과

이 운동법은 목 근육의 이완과 강화를 동시에 할 수 있는 것이 특징입니다. 목 근육을 스트레칭하면서 목뼈 관절을 바로잡으면, 짱짱한 목 근육을 만들 수 있습니다.

주의사항

침대가 없으면 식탁 의자 2개를 나란히 놓고 그 위에 누워 운동하세요. 운동을 다 하고 난 뒤, 몸을 옆으로 돌려서 손으로 바닥을 짚고 천천히 일어납니다.

고개를 뒤로 떨구었을 때 어지럼증을 느끼면 고개를 천천히 들어 올립니다. 고개를 들고 유지하는 시간은 몸에 무리가 가지 않을 정도로 조절하세요.

근육 피로를 해소하는
10초 기지개

등이 굽고 머리가 앞으로 빠지면 늑골이 아래로 처칩니다. 기지
개 2종 세트는 늘어진 늑골을 제자리로 되돌리는 운동입니다. 위
아래 기지개 켜기로 온몸을 상쾌하고 가뿐하게 만들어보세요.

· 위로 기지개 켜기

방법

① 배꼽 앞에서 양손을 깍지 끼고 위로 천천히 밀어 올립니다.

② 팔꿈치를 쭉 펴고 양팔을 위로 밀면서 흉곽을 들어 올립니다.

③ 고개를 뒤로 젖히고, 턱 끝은 천장을 향합니다. 10초간 자세를 유지합니다.

주의사항

팔꿈치를 최대한 펴고 굽히지 않는 것이 요령입니다. 팔을 높이 드는 것보다 팔꿈치를 쭉 펴서 흉곽을 들어 올리는 것이 중요합니다.

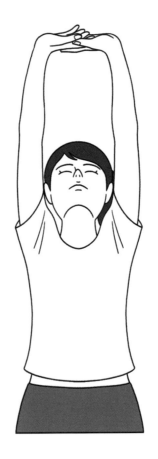

· 뒤로 기지개 켜기

방법

① 양팔을 뒤로 돌려 깍지를 끼고 어깨를 뒤로 최대한 당깁니다.

② 양팔꿈치가 서로 마주보도록 팔을 쭉 펴고 양손목을 직각으로 굽힙니다.

③ 엄지를 서로 맞대고 턱 끝은 천장을 향합니다.

④ 이 상태로 제자리 걸음을 걸어도 좋습니다. 10초간 자세를 유지합니다.

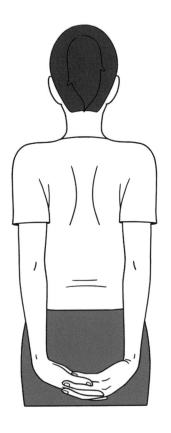

효과

기지개는 근육의 피로를 순간적으로 해소하여 굽은 등을 펴지게 하고, 몸을 개운하게 하며, 일자목을 치료합니다. 앉아서 근무하는 사람들은 알람을 맞춰놓고 1시간마다 하면 도움이 많이 됩니다.

주의사항

팔꿈치가 안으로 확실히 말리게 하여 날개뼈를 모으고 등을 쭉 펴주어야 합니다. 근육이 많거나 다른 이유로 팔꿈치를 펼 수 없는 경우, 양손으로 우산이나 수건 양끝을 잡고 운동하기를 추천합니다.

몸이 가벼워지는
목 찜질

아침에 머리를 감고 미처 말리지 못해 머리가 젖은 상태로 출근하는 여성이 많습니다. 이는 목 건강에 매우 해롭습니다. 섬세하고 가는 목 근육에 차가운 물기가 닿으면, 목 근육이 굳고 통증을 유발합니다. 항상 목을 따뜻하게 해야 목 뭉침을 예방할 수 있습니다.

방법

① 찜질 팩이나 물에 적신 수건을 전자레인지에 1분간 돌립니다.

② 적당히 따뜻해진 찜질 팩이나 수건으로 목을 감쌉니다.

③ 아침저녁으로 2회 반복합니다.

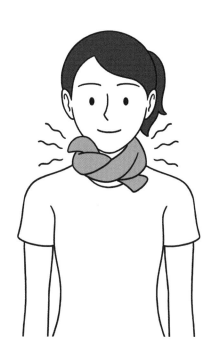

효과

찜질 팩이 없으면 양말이나 천 주머니에 현미, 팥, 콩을 넣어 찜질 팩을 만들어도 좋습니다. 하루 2번이 부담스럽다면 자기 전에라도 꼭 합니다. 목과 어깨에 뭉침을 풀면 수면의 질이 좋아집니다. 목이 따뜻해지고 긴장이 풀리면 감기를 예방할 수 있습니다.

주의사항

전자레인지에서 꺼낸 뜨거운 찜질 팩에 데이지 않도록 조심하세요.

부록1 한눈에 보는 목풀이 운동

[1단계] 폴더폰 호흡

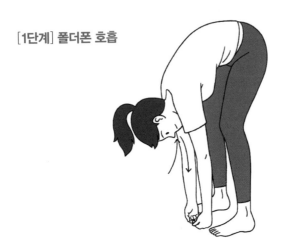

[2단계] 거북목 교정하는 턱 당기기

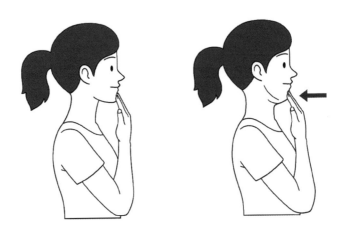

[3단계] 손목, 팔, 어깨, 등 교정하기

− 손목, 팔 운동

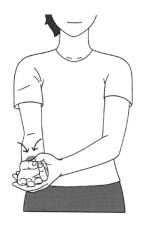 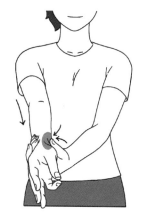

− 어깨 운동

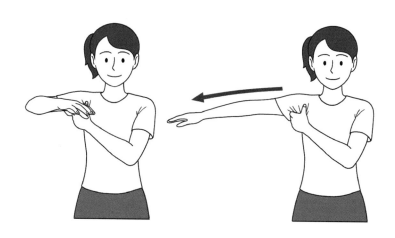

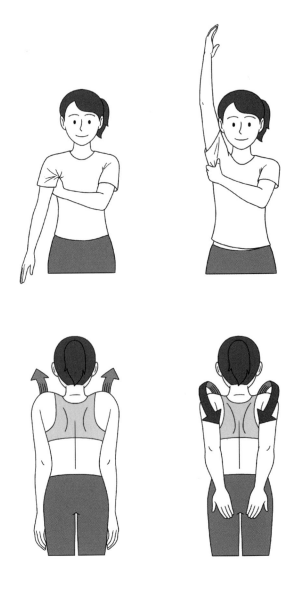

- 등 운동

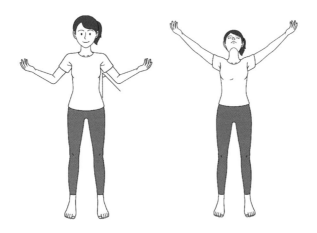

[4단계] 날아갈 듯 시원해지는 목 근육 풀기

- 목 근육 풀기

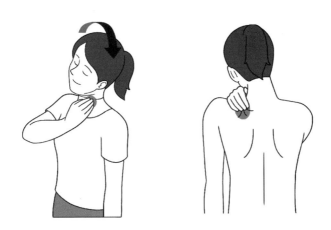

- 목 근육 이완

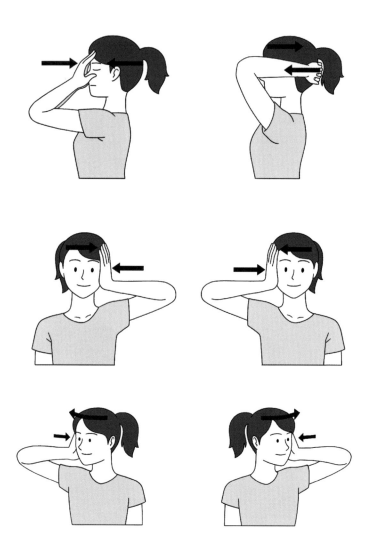

[5단계] 짱짱한 목 근육 만들기

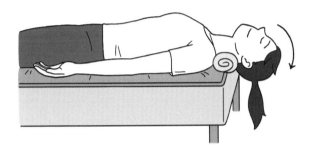

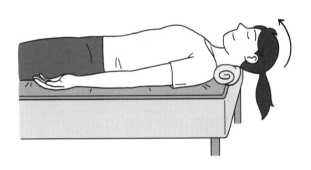

[6단계] 근육 피로를 해소하는 10초 기지개

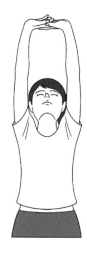 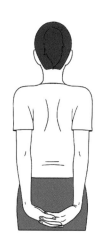

[7단계] 몸이 가벼워지는 목 찜질

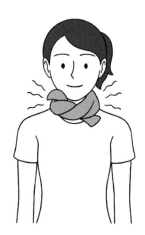

심신의 균형을 살리는 혈자리 지압

– 손끝 자극

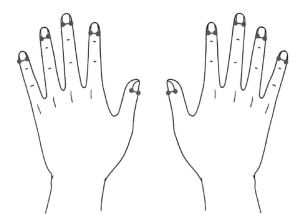

– 팔사혈 자극

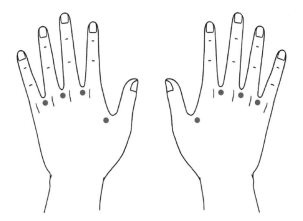

– 손의 주요 혈 자극하기

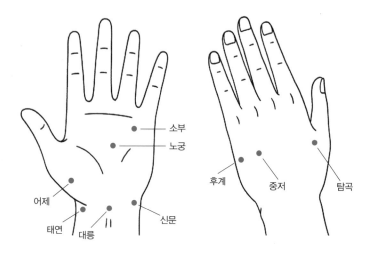

소부
노궁
어제
태연 대릉 신문

후계 중저 탐곡

– 팔 근육 이완하기

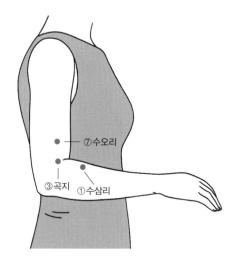

⑦수오리
③곡지 ①수삼리

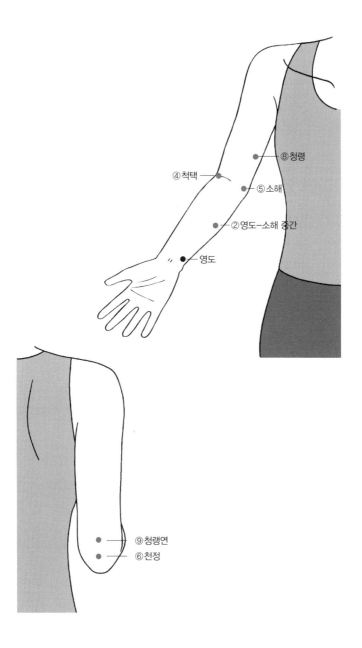

⑧청령

④척택

⑤소해

②영도-소해 중간

●영도

⑨청랭연

⑥천정

부록3 목을 건강하게 지키는 바른 자세

누워서 TV 보기, 높은 베개 베고 자기, 침대에 엎드려서 책 보기, 책상에 엎드려서 잠자기, 고개 숙이고 스마트폰 들여다보기, 한 자세로 오랫동안 공부하기, 컴퓨터 모니터를 눈앞에 가까이 대고 일하기…. 목 건강을 해치는 최악의 자세입니다.

바른 자세는 1가지만 기억해두면 쉽습니다. 누군가 위에서 머리를 잡아당기는 듯한 느낌으로 앉고, 서고, 걷고, 달리면 바른 자세가 완성됩니다. 자연스럽게 턱이 당겨지고, 가슴이 펴지고, 허리가 세워지지요. 꼭 기억하세요. 잘못된 자세만 고쳐도 많은 병을 예방할 수 있습니다.

바르게 앉는 자세

엉덩이는 의자에 깊숙이 집어넣고, 허리는 등받이에 바짝 붙이고 앉습니다. 누군가 위에서 머리를 잡아당기는 듯한 느낌으로 앉으면 턱이 가볍게 당겨지고, 척추가 바로 펴지면서, 좋은 자세가

192

완성됩니다. 팔꿈치는 90°가 되도록 하고, 팔을 책상에 자연스럽게 걸치세요. 엉덩이에 체중을 가볍게 실어주면서, 무릎은 90°로 바르게 세워서 양발바닥으로 땅을 고르게 밟습니다. 발바닥의 압력감은 체중의 40%를 지탱하도록 합니다. 발목은 곧게 펴고, 어깨, 팔꿈치, 손목에는 힘을 빼고 앉습니다.

바르게 눕는 자세

스스로 가장 편하게 누운 것이 좋은 자세이고, 자연치료될 수 있는 자세입니다. 자다 보면 이리저리 뒤척이므로 잠들기 전에 취하는 자세는 별로 의미가 없습니다.

바르게 선 자세

귀, 어깨, 골반, 무릎, 발목, 복숭아뼈가 일직선상에 오도록 섭니다. 몸의 중력중심선을 지키려면 턱을 당기고, 가슴을 펴고, 배에 힘을 주어 배꼽을 위로 당기고, 항문에 힘을 주어 골반을 정렬하고, 다리를 쭉 뻗어 몸을 지지하도록 합니다. 어깨에는 힘을 빼고 숨을 자연스럽게 쉬어야 합니다. 너무 긴장하면 뻣뻣한 자세가 됩니다.

바르게 걷는 자세

바르게 선 자세에서 발을 움직여 발뒤꿈치, 발바닥 전체, 앞꿈치 순서로 힘을 옮겨 땅을 딛습니다. 이때 목, 가슴, 어깨, 허리는 곧게 펴고 시선은 멀리 봅니다. 보폭은 어깨너비만큼이 적당하고, 팔은 앞뒤로 자연스럽게 흔듭니다.

바르게 달리는 자세

올바른 자세로 걷다가, 서서히 속도를 높여가는 것이 바르게 달리는 자세입니다. 발뒤꿈치부터 땅에 먼저 딛고, 발바닥 전체, 앞꿈치 순서로 체중을 옮기며 땅을 힘차게 찹니다. 양무릎이 서로 닿지 않게 양발은 90°로 굽히고, 팔을 앞뒤로 자연스럽게 흔들어줍니다. 달리면서 바른 자세를 유지할 수 있도록 집중해야 합니다. 즉, 누군가 위에서 머리를 잡아당기는 듯한 느낌을 유지할 수 있는 속도로 달리는 것이 좋습니다.

바르게 계단 오르기

앞꿈치로 계단을 디디면서 몸의 중심이 앞으로 쏠리게 합니다. 팔을 자연스럽게 흔들며, 엉덩이를 당길 때 뒷다리의 무릎을 곧게 쭉 폅니다. 무릎을 펴는 힘과 팔을 흔드는 힘만으로 계단을 올라갑니다.

등산할 때 계단을 만나면 호보법虎步法으로 올라보세요. 호보
법은 호랑이처럼 어슬렁거리며 걷는 운동입니다. 고양잇과 동
물들처럼 양발을 서로 교차해서 계단을 오르면, 힘이 훨씬 적게
듭니다.

하늘 아래 새로운 것은 없습니다. 이 책은 목에 대한 쉽고 효과적인 접근법과 저의 생각을 담고 있습니다. 저는 몸에 대한 쉽고 일관된 치료법을 고민하고 있으며, 앞으로도 그 길을 계속 뚜벅뚜벅 걸어갈 것입니다. 그 길에서 고마운 분들에게 인사드립니다.

가장 먼저 자신의 몸을 저에게 맡겨주신 환자 분들에게 고맙습니다. 30년 넘게 목을 연구한 마쓰이 타카요시의 책이 없었다면 이 책을 쓸 수 없었을 것입니다. 언제나 바른 길을 가게 이끌어주시는 동의과학연구소 박석준 소장님과 여러 선생님들에게도 고맙다고 전하고 싶습니다. 특히나 병원 일을 하면서도 책 쓰는 데 많은 의견과 도움을 주신 위효선 원장님에게도 감사드립니다. 여러모로 도움을 주시는 이동섭, 김진욱 원장님에게도 특별한 고마움을 표합니다.

엄마의 힘센 팔뚝처럼, 농부의 굵은 손마디처럼, 노동자의 구릿빛 팔뚝처럼…, 저의 크지 않은 손으로 환자들의 몸을 어루만지고 고치기 위해 최선을 다하겠다고 매일 아침 다짐합니다. 진료실 한편에 그들의 건강을 바라는 마음으로 켜둔 촛불이 매일 타오르고 있습니다.

참고문헌

《신정체법 입문, 순간적으로 왜곡을 바로잡는 교정의 방정식新正体法入門 一瞬でゆがみが取れる矯正の方程式》(하시모토 카오루橋本 馨)

《나쁜 상태의 95%는 목에서 치유된다! 원인불명의 두통·현기증으로 더는 시달리지 않는다不調の95%は、「首」で治る! 原因不明の頭痛·めまいにもう悩まない》(마쓰이 타카요시松井 孝嘉)

《만성피로는 목에서 치유된다慢性疲労は首で治せる》(마쓰이 타카요시松井 孝嘉)

《목은 절대 주무르면 안 된다!首は絶対にもんではいけない！》(마쓰이 타카요시松井 孝嘉)

《구로가와의 비장의 노트와 신체균정법秘蔵·黒川ノートと身体均整法》(구로가와 세이유黒川 瀞雄)

《자세의 의학─신체균정법 '틀어짐'을 바로잡다! 콧대가 곧게 서면 자세가 좋아지고 건강과 아름다움도 손에 들어온다姿勢の医学─身体バランス法「ゆがみ」を正す! 鼻筋が通れば姿勢が良くなって健康と美しさも手に入る!》(구로가와 세이유黒川 瀞雄)

《숙면하고 싶으면 목을 풀어라快眠したければ首を緩めなさい》(고바야시 히로유키小林 弘幸)

아픈 사람의 99%는 목이 뭉쳐 있다

2018년 12월 19일 초판 1쇄 | 2024년 9월 6일 18쇄 발행

지은이 백정흠, 이동관
펴낸이 이원주, 최세현 **경영고문** 박시형

책임편집 김유경 **일러스트** 장윤호
기획개발실 강소라, 강동욱, 박인애, 류지혜, 이채은, 조아라, 최연서, 고정용, 박현조
마케팅실 양근모, 권금숙, 양봉호, 이도경 **온라인홍보팀** 신하은, 현나래, 최혜빈
디자인실 진미나, 윤민지, 정은예 **디지털콘텐츠팀** 최은정 **해외기획팀** 우정민, 배혜림
경영지원실 홍성택, 강신우, 김현우, 이윤재 **제작팀** 이진영
펴낸곳 쌤앤파커스 **출판신고** 2006년 9월 25일 제406-2006-000210호
주소 서울시 마포구 월드컵북로 396 누리꿈스퀘어 비즈니스타워 18층
전화 02-6712-9800 **팩스** 02-6712-9810 **이메일** info@smpk.kr

ⓒ 백정흠, 이동관 (저작권자와 맺은 특약에 따라 검인을 생략합니다)
ISBN 978-89-6570-727-1 (03510)

쌤앤파커스(Sam&Parkers)는 독자 여러분의 책에 관한 아이디어와 원고 투고를 설레는 마음으로 기다리고 있습니다. 책으로 엮기를 원하는 아이디어가 있으신 분은 이메일 book@smpk.kr로 간단한 개요와 취지, 연락처 등을 보내주세요. 머뭇거리지 말고 문을 두드리세요. 길이 열립니다.